Klaus Püschel
Bettina Mittelacher

# TOTE
Faszinierende Fälle
aus der Rechtsmedizin

# SCHWEIGEN

# NICHT

Ellert & Richter Verlag

Hamburger Abendblatt

# Inhalt

# Faszination Rechtsmedizin

Hohe, ausgetretene Stufen führen hinab in die Familiengruft. Es ist feucht und zugig hier unten, einige Fackeln werfen ein mattes, flackerndes Licht ins Dunkel und an den Wänden zeichnen sich bizarre Schatten ab. Endlich steht die Familie vor den Särgen ihrer Ahnen, die sie jetzt anlässlich der Renovierung des jahrhundertealten Schlosses öffnen lassen will. Als der zweite Deckel angehoben wird, begleitet von einem schaurigen Knarzen, erstarren die Nachfahren. Eine Frau stößt einen entsetzten Schrei aus.

In dem Sarg erblickt die Familie eine Totenkopffratze, von einem grauenvollen Todeskampf gezeichnet. Die Arme des Leichnams sind abgespreizt, die Finger eingekrallt, der Körper wie in letzter Agonie gekrümmt. Es ist das pure Grauen. Ein albtraumhaftes Schicksal muss den Ahnen vor langer, langer Zeit ereilt haben: Ein Mann, der sich im absoluten Dunkel seines schmalen Holzsargs mit letzter Kraft gegen den Deckel stemmt und panisch an den Wänden kratzt, immer mühsamer nach Luft ringend. Es ist ein aussichtsloser Kampf.

Lebendig begraben! Was hat es auf sich mit solchen Erzählungen aus uralten Büchern, die den Leser schaudern lassen? Sind es Gruselgeschichten, einer düsteren Fantasie entsprungen? Oder kann uns ein solches Schicksal auch heute noch treffen? So detailliert und umfangreich manche historischen Berichte sind, von Chronisten, Geistlichen, Ärzten und Amtspersonen zu Papier gebracht, so sind es doch Schauermärchen und fantastische Hirngespinste. Heute bleiben von diesen Gruselgeschichten aus dem Blickwinkel der modernen Rechtsmedizin nichts mehr übrig. Es handelt sich um nichts weiter als natürliche sogenannte späte Leichenveränderungen im Rahmen von Fäulnis und Verwesung.

Die Furcht vor dem Scheintod – lebendig begraben zu werden gehörte zu den schauerlichsten Ängsten früherer Jahrhunderte – war mit ein Anstoß dafür, dass sich die Mediziner Ende des 18. Jahrhunderts anschickten, den Prozess des Sterbens näher zu erforschen und herauszufinden, wann ein Mensch wirklich und tatsächlich tot ist. Die Thanatologie, ein klassisches Kernstück der Rechtsmedizin, war geboren. Ein faszinierender Bereich und einer von vielen, der dieses Fach, das sich intensiv mit dem Tod beschäftigt, dem Leben so nahe bringt wie kaum ein anderes.

*** 

„Was bin ich?" hieß von 1961 bis 1989 eine beliebte Fernsehsendung über das Beruferaten. Eingeleitet wurde sie mit der Bitte des Moderators: „Machen Sie eine typische Handbewegung." Bei einem Rechtsmediziner wäre das am ehesten eine lang gezogene Schneidebewegung mit einem imaginären Messer: Der Körper eines Toten wird geöffnet, um in seinem Inneren die Ursache des Todes zu ergründen. Verstorbene können uns die Umstände ihres Ablebens nicht selbst erklären, sie sprechen nicht mehr. Wir aber fragen, was ist passiert? Warum liegt dieser Körper da vor uns: kalt, blass, regungslos?

Aber „Tote schweigen nicht", jedenfalls nicht für den Rechtsmediziner. Er bringt sie wieder zum Sprechen, wenn auch manchmal erst nach Jahrzehnten oder Jahrhunderten. Der Rechtsmediziner versucht, den Toten ihre letzten Geheimnisse zu entlocken. Er untersucht zum einen die Umstände des Sterbeverlaufs sowie die letzten Regungen eines Körpers als sogenannte vitale und supravitale Reaktionen. Andererseits ergründet er die Aktionen des Täters, sofern es ein unnatürlicher Tod war, seine Handschrift, wie organisiert beziehungsweise nicht organisiert er vorgegangen ist. Der Rechtsmediziner liest in einem toten Körper wie in einem Buch. Er versteht die Zeichen, mit dem die Organe und das Gewebe anzeigen: Wann bin ich gestorben, wie lange hat es gedauert, wie geschah es? Welche äußere Gewalt hat auf mich eingewirkt, wo fand der Kontakt statt, warum hatte ich keine Chance zu überleben? Alles Fragen mit **W**. Der Rechtsmediziner will sie beantworten. Denn er will **wissen**, **was** **wirklich wa(h)r**.

Ein typisches Gesprächsszenario: Menschen treffen zusammen, lernen ihr Gegenüber kennen und nennen ihren Beruf. Wenn es heißt Rechtsmediziner/Gerichtsmediziner sind sie geradezu elektrisiert.

Dabei sind zwei Phänomene zu beobachten. Während die Mehrheit mit einem anerkennenden Interesse reagiert, den Beruf hoch spannend findet und viele persönliche und fachliche Fragen stellt, wehrt eine kleine Minderheit vehement ab: Das kann ich nicht mit anhören. Das sind ja schreckliche Geschichten. Erzählen Sie mir bloß keine Details. Das will ich mir gar nicht vorstellen. Färbt das auf Sie und Ihre Familie ab? Die Interessierten dagegen sind neugierig und wollen, dass man gleich alles Mögliche erzählt.

Faszination Rechtsmedizin: Was fasziniert den Rechtsmediziner und was seine Zuhörer, die begeistert seinen Schilderungen lauschen? Und die ihm Woche für Woche im Fernsehen folgen, zuerst bei „Quincy" (mit Jack Klugman als Gerichtsmediziner), dann bei „Der letzte Zeuge" (dargestellt von Ulrich Mühe) und seit Längerem im „Tatort" mit dem Münsteraner Professor Boerne (mit Jan Josef Liefers). Oder in zahlreichen Krimis in Wort und Bild, zum Beispiel als Kay Scarpetta bei Patricia Cornwell oder als Hunter bei Simon Beckett. Die Reihe geht weiter von Temperence Brennan bei Kathy Reichs bis hin zum Sonder-BKA-Ermittler Fred Abel bei Michael Tsokos und ließe sich fast unbegrenzt fortsetzen.

Unser Rechtsmediziner Klaus Püschel ist anders. Keine Fiktion, kein Idealbild, kein Superhirn, kein einsamer Kämpfer für Recht und Gerechtigkeit, kein Actionman, aber ein Überzeugungstäter. Wir wollen wissen, was wahr ist: wwww – wissen was wirklich wa(h)r! Wie funktioniert die Sprache der Toten? Welche Spur hat zum Täter geführt, welchen Fehler hat er gemacht? Welche Befunde haben ihn überführt? Und vor allem: Was lernen wir daraus? Wie konnte es dazu kommen? Wie können wir dies zukünftig verhindern? Welche Schlussfolgerungen ziehen wir für soziale Veränderungen, damit dies so nicht wieder passiert? Und außerdem: Wie unterstützen wir die Opfer? Die direkten und die vielen indirekten aus der Familie und dem Freundeskreis. Denn Rechtsmedizin ist Opfermedizin.

Wer meint, die Hauptaufgabe, wenn nicht sogar das ausschließliche Tun eines Rechtsmediziners bestehe darin, Tote zu obduzieren, hat ein falsches Bild. Dieser Beruf hat so viel mehr Facetten, und vieles davon spielt sich außerhalb von Sektionssälen und Gerichtsverhandlungen ab. So erstellen Rechtsmediziner versicherungsmedizinische Gutachten, etwa nach Verkehrsunfällen, wenn Zweifel an der Rechtmäßigkeit eines Renten- oder Prämienanspruchs bestehen. Oft sind Fragen nach Schäden durch Berufserkrankungen zu beantworten. Hat ein Mensch zum Beispiel durch seine jahrelange Arbeit eine Staublunge erworben und führte diese Erkrankung zum Tod? In diesem Fall bestünden sehr viel höhere Ansprüche für die Verbliebenen gegenüber den Versicherungen. Auch Kranke, die meinen, sie seien Opfer eines ärztlichen Kunstfehlers geworden, bekommen in der Rechtsmedizin Hilfe in Form von Gutachten.

Ferner werden DNA-Gutachten erstellt, beispielsweise zur Feststellung einer Vaterschaft, Verletzungen an lebenden Opfern werden untersucht und dokumentiert, etwa für spätere Strafprozesse wegen Körperverletzung, Kindesmisshandlung oder Vergewaltigung. Es werden toxikologische Haaranalysen und Blutuntersuchungen vorgenommen, um zum Beispiel Drogenkonsum nachzuweisen oder den Blutalkoholwert zu bestimmen. Zudem können Rechtsmediziner mittels Röntgenuntersuchungen das Alter von Menschen diagnostizieren, was unter anderem für die Frage der Strafmündigkeit bei Jugendlichen entscheidend ist.

Ein wichtiges Feld ist auch die Versicherungsmedizin. Ist der Mann, der sich zwei Finger mit einer Kreissäge abgetrennt hat, wirklich unglücklich in das Gerät gerutscht, die Verletzung war also ein Unfall? Dann bekäme er, wenn er gut versichert ist, möglicherweise eine Summe zugesprochen, von der er und seine Familie über viele Jahre gut leben könnten. Oder hat er die Verletzung absichtlich herbeigeführt, um seine Versicherung zu betrügen? Rechtsmediziner können anhand des Verletzungsbildes herausfinden, was wirklich passiert ist.

Schließlich die Frage nach dem Todeszeitpunkt eines Opfers. Wenn der Rechtsmediziner im Krimi nonchalant und nach einem eher flüchtigen Blick auf einen Leichnam erklärt, dieser sei „vor acht bis zehn Stunden" verstorben, löst dies bei den wirklichen Experten je nach Temperament Ärger oder Schmunzeln aus. Natürlich ist es sehr viel aufwendiger, einen exakten Todeszeitpunkt zu bestimmen, dies erfordert umfangreiche Untersuchungen.

Wie groß die Bedeutung des Zeitpunkts, an dem ein Mensch stirbt, sein kann, und zwar nicht nur bei Mord und Totschlag, sondern auch im Zivilrecht, zeigt der folgende Fall. Ein Ehepaar wird Opfer eines Verkehrsunfalls. Beide sind sehr schwer verletzt und versterben noch am Unfallort. Der Arzt, der die Todesbescheinigungen ausstellt, kann nicht exakt feststellen, wer wann zuerst gestorben ist. In die Formulare möchte er aber genaue Uhrzeiten eintragen. Wie er dies handhabt, kann folgenschwere Auswirkungen auf die Familien des Mannes und der Frau haben. Wenn er für den Mann einen Todeszeitpunkt kurz vor dem der Frau einträgt, erbt die Frau für die kurze Zeit, die sie ihren Mann überlebt, das gesamte Vermögen des Paares. Wenn sie nun wenige Minuten später ebenfalls verstirbt, bekommt ihre Familie alles, und die Angehörigen des Mannes gehen leer aus. Verhält es sich umgekehrt und die Frau stirbt als Erstes, würde die Familie des Mannes alles erben, und die der Frau bekäme nichts.

Wichtig ist die Arbeit der Rechtsmedizin auch bei der Identifikation von Toten. Wir alle kennen die Krimiszenen, wenn ein Rechtsmediziner mit seinen Fertigkeiten aufklärt, um wen es sich bei einem Toten handelt. Wie aber ist es bei Massenkatastrophen, wenn es viele Opfer gibt? Beispielsweise bei dem furchtbaren Zugunglück von Eschede 1998 mit 101 Todesopfern, die teilweise auf das

Schlimmste zugerichtet sind? Oder der verheerende Tsu-
nami am 26. Dezember 2004 mit geschätzt 230 000 Toten.
Hier leisten Rechtsmediziner eine enorm schwierige Arbeit. Von den 552 deutschen Opfern werden schließlich
539 identifiziert, auch unter maßgeblicher Mitwirkung
des Hamburger Instituts für Rechtsmedizin.

Wie kommt ein junger Medizinstudent zum Interesse an
der Rechtsmedizin?
   Klaus Püschel erzählt: *Bei mir war diese Richtung keineswegs vorgezeichnet. Eigentlich hatte ich Sportmediziner
werden wollen. Kurz vor Ende meines Studiums an der Medizinischen Hochschule Hannover (MHH) rückte das Fach
Rechtsmedizin in meinen Fokus. Professor Bernd Brinkmann, seinerzeit Leitender Oberarzt am Institut für Rechtsmedizin des Universitätsklinikums Hamburg-Eppendorf
(UKE) und Lehrbeauftragter in Hannover, unterrichtete so
faszinierend und lebendig, dass ich davon sofort in den
Bann gezogen wurde. Ich vollzog eine 180-Grad-Wende bei
meiner Berufsausbildung und wandte mich mit Herz und
Hirn der Rechtsmedizin zu. Als weiterer Fixpunkt für das
Interesse an diesem Fachgebiet kam dann Professor Werner
Janssen hinzu, der Direktor des Instituts für Rechtsmedizin
am UKE. Mit diesen beiden Schwergewichten als Vorbilder
und akademische Lehrer begann ich meine eigene Laufbahn. 1983 habilitierte ich mich in Hamburg, zwei Jahre
später wurde ich hier zum Professor berufen. Als Oberarzt
wurde ich der Nachfolger meines Lehrers Professor Brinkmann. 1991 wurde ich zum Direktor des Instituts für
Rechtsmedizin am UKE ernannt.*
   Prof. Bernd Brinkmann war ab 1981 Direktor des Instituts für Rechtsmedizin am Universitätsklinikum Münster.
Nun könnte man davon ausgehen – und viele tun das –,

dass der in dem allseits beliebten „Münster-Tatort" so selbstbewusst agierende Fernseh-Rechtsmediziner Boerne die Verkörperung von Bernd Brinkmann darstellt. Doch der Unterschied zwischen beiden ist groß: Professor Boerne ist allenfalls der gleichermaßen geniale und komische Verschnitt eines Rechtsmediziners, der fern jeder fachlichen Realität skurrile Fälle klärt. Boerne trifft meist schon am Tatort bei der ersten Untersuchung des Leichnams weitreichende Feststellungen und führt dann auch alle nachfolgenden Untersuchungen selbst durch, nur unterstützt von einer Assistentin. Die Methoden, die er dabei einsetzt, gibt es im Alltag eines Instituts für Rechtsmedizin teilweise überhaupt nicht. Boerne bringt nicht selten auch den Täter selbst zur Strecke, stets ohne rohe Gewalt und ohne sich die Hände schmutzig zu machen. Zumindest führt er entscheidende Ermittlungsschritte selbst durch, folgt sozusagen den Spuren des Täters. Zudem ist er Experte für fast alles, Universalgelehrter, Superhirn und nebenbei auch Weinkenner und Gourmet.

Wie aber sieht die Realität aus? Rechtsmediziner ermitteln nie selbst: Sie sind eben keine Kriminalkommissare. Sie sind auch nie Einzelkämpfer oder Alleskönner. Vielmehr steht hinter ihnen ein gut ausgestattetes Institut mit einem Team von Wissenschaftlern aus verschiedenen Fachdisziplinen. Mit der Kriminalpolizei gibt es eine enge Kooperation, jedoch mit der notwendigen professionellen Distanz. Natürlich arbeiten Polizei und Rechtsmedizin bei der Spurensicherung am Geschehensort beziehungsweise Leichenfundort eng zusammen, ebenso bei der Todesursachenfeststellung im Sektionsraum und bei der Fallrekonstruktion sowie Begutachtung. Dabei sind die Kompetenzen und Befugnisse allerdings genau aufgeteilt.

In unserem deutschen System sind die Akteure unterschiedlichen Ministerien zugeordnet, die Polizei dem Innenressort, die Rechtsmedizin der Behörde für Wissenschaft und Forschung, die je nach Bundesland anders bezeichnet werden mag. Über beiden steht noch die Justizbehörde, da die Staatsanwaltschaft Herrin des Verfahrens ist, solange es um die Ermittlungen und die Anklageerhebung geht. Danach fallen die Entscheidungen durch das zuständige Gericht.

Rechtsmediziner sind keine „Do it yourself"-Kriminalisten. Sie sind auch keine Fallanalytiker, keine Profiler. Theoretisch wären sie die Einzigen, die sich mit einer gewissen Berechtigung Forensiker nennen dürfen. Die Bezeichnung leitet sich aus dem Lateinischen ab, auf dem Forum erfolgten im alten Rom die öffentlichen Gerichtsverhandlungen. Ihr Gebiet ist die *Medicina forensis*, die forensische Medizin, früher Gerichtsmedizin, heute Rechtsmedizin. Sie sind auch keine Pathologen. Pathologen sind die Fachärzte, die die natürlichen Krankheiten des Menschen diagnostizieren, eventuell weitere diagnostische Schritte vorschlagen oder die Therapieplanung begleiten. Dies geschieht zum Beispiel durch die mikroskopische Untersuchung von chirurgisch entnommenen Gewebeproben, durch die Untersuchung des Körpers im Rahmen einer klinischen Sektion oder durch die Diagnose an chirurgisch entfernten Organen. Pathologen gehen niemals zu einem Tatort. Sie untersuchen auch keine Tötungsdelikte für die Staatsanwaltschaft.

Launige oder hämische Zuschreibungen für die Arbeit des Rechtsmediziners gibt es viele: Detektive in Weiß, Anwalt der Toten, Anwalt der Opfer, Opfermediziner, Detektive mit dem Skalpell, Kaltchirurgen, letzter Arzt.

Manchmal hört man auch: postmortaler Besserwisser, kommt immer zu spät. *Ich betone immer wieder: Unser Fach hieß früher Gerichtliche und Soziale Medizin. Und diesen Aspekt des sozialen Engagements kann man sich auch sehr gut erhalten, wenn man auf den Schattenseiten des menschlichen Lebens sein berufliches Betätigungsfeld hat. Tatsächlich ist ein rechtsmedizinisches Gutachten, das Klarheit schafft, nicht selten wichtiger als eine Operation oder die beste Medizin. Wir lernen von den Toten für das Leben selbst.* Einmal konnte eine vermeintlich Tote in der Leichenhalle des Instituts tatsächlich erfolgreich reanimiert werden. Auffällig war, dass sich der Brustkorb der „Toten" unter dem Leichentuch regelmäßig hob und senkte. Es gelang bis zum Eintreffen des Notarztteams, einen stabilen Herzrhythmus wiederherzustellen. Die Patientin kam aus der Rechtsmedizin sofort auf die Intensivstation. Es zeigte sich keinerlei äußere Gewalteinwirkung, abgesehen von den Zeichen einer intensiv und lang dauernden Reanimation. Die Patientin entwickelte auf der Intensivstation das Vollbild eines Herzinfarktes und verstarb am Linksherzversagen. Diese Fallkonstellation ist als sogenanntes Lazarus-Phänomen in der medizinischen Literatur gut bekannt.

Es zeichnet sich dadurch aus, dass ein Herz-Kreislaufversagen eingetreten ist, welches sich auch durch Reanimation nicht beheben lässt, aber später von selber wieder löst. Auch andere belegte Fälle, bei denen bei einem vermeintlich Toten in der Leichenhalle plötzlich Atmung und (leichter) Herzschlag festgestellt wurden, waren nicht wirklich tot. Hier trügt der Schein: Die Menschen sind nur scheintot. Bei ihnen wurden lediglich bestimmte Beobachtungen wie ein nicht zu bemerkender Herzschlag oder Auskühlung so gedeutet, dass dieser Mensch tot sei.

Daher gilt Vorsicht! Nicht jeder Körper mit unhörbarem Herzschlag ist eine Leiche. So kennen Rechtsmediziner weitere sogenannte „unsichere" Todeszeichen wie etwa nicht feststellbarer Atem, Bewegungslosigkeit, Reflexlosigkeit, ein blasser Körper, der auskühlt, oder geweitete, lichtstarre Augen. Solche Menschen stehen in der Tat nahe an der Pforte des Todes. Und doch heißt es nicht, dass sie unter keinen Umständen gerettet werden könnten. Jede Anstrengung lohnt sich, um das Leben zu bewahren. Sichere Todeszeichen sind nur Leichenflecke, Todesstarre, Fäulnis und nicht mit dem Leben zu vereinbarende Verletzungen.

Doch was, wenn der Mensch am Ende sein Leben ausgehaucht hat? Wie gehen wir damit um, wie intensiv fragen wir nach und gehen den Umständen ihres Sterbens auf den Grund? Für die toten Opfer ist es eine Frage der Würde. Es gilt, die Toten so zum Sprechen zu bringen, dass ihnen Gerechtigkeit widerfährt. Rechtsmediziner „heilen", weil sie dazu beitragen, Gerechtigkeit zu schaffen. Hier fängt das Grundverständnis für die Arbeit der Rechtsmedizin mit den Toten an. Anstelle zu sagen, lasst den Toten ruhen, stört ihn nicht, verletzt ihn nicht, tot ist tot, heißt es: Von den Toten lernen wir für das Leben und die (Über-)Lebenden.

Es ist kein Ausdruck von Würde, wenn man den Toten ins Grab bettet, ohne zu wissen, woran er gestorben ist, oder ohne zu prüfen, ob ein anderer, ein Mörder, den Tod verursacht hat. Ein Täter kann sich sogar ermutigt fühlen weiterzumachen, wenn seine Tat nicht aufgedeckt und er nicht enttarnt beziehungsweise überführt wird. Wenn man den toten Körper im Krematorium verbrennt, ohne die Beweise zu sichern, die helfen könnten, den Täter zu überführen.

Die letzte Diagnose, die dann „tot" lautet, wird möglicherweise von einem Arzt gestellt, der keine Zeit für eine gründliche Untersuchung hat und nicht hinreichend für eine solche Aufgabe ausgebildet worden ist. Natürlich führen die meisten Ärzte eine Leichenschau gewissenhaft durch. Aber es gibt leider auch Mediziner, die, vielleicht aus falsch verstandener Rücksichtnahme gegenüber den Angehörigen oder weil Dritte zur Eile drängen, nicht genau hinsehen.

Das könnte zum Beispiel einem jungen Arzt unterlaufen, der eine Praxis übernommen hat und sich noch etablieren muss. Er möchte das Vertrauen der Menschen gewinnen. Der Arzt wird zu einem Verstorbenen gerufen, einem 57 Jahre alten korpulenten Mann. Der Tote liegt in einem engen Zimmer im Bett, er ist mit dickem Bettzeug zugedeckt, es herrscht diffuses Licht. Angehörige sind im Nachbarzimmer und weinen. Ein erwachsener Sohn des Toten erzählt dem Arzt, dass sein Vater schon seit Langem herzkrank gewesen sei, das habe schon der frühere behandelnde Mediziner immer gesagt. Der junge Arzt steht jetzt vor einem Dilemma. Um eine ordentliche Leichenschau vorzunehmen, müsste er den Toten wenden. Das schafft er nicht allein. Er müsste dessen enge Kleidung aufschneiden oder jemanden hinzubitten, der ihm beim Ausziehen des Verstorbenen hilft. Danach müsste er den Toten exakt untersuchen, inklusive aller Körperöffnungen. Mit all dem würde er die Hinterbliebenen schockieren und mit ziemlicher Sicherheit den Unmut des erwachsenen Sohnes heraufbeschwören. Soll der junge Arzt das riskieren und Gefahr laufen, dass die Familie vielleicht in der Gemeinde erzählt, er sei misstrauisch und wenig mitfühlend? Die Wahrscheinlichkeit, dass er sich dafür entscheidet, den

Totenschein ohne gründliche Leichenschau auszustellen, ist hoch.

Weil es nicht selten zu einem solchen Vorgehen – eigentlich müsste es heißen: zu einem Vermeiden der korrekten Vorgehensweise – kommt, lautet die letzte Diagnose häufig Herzversagen oder auch Multiorganversagen. Eigentlich bedeutet sie, dass der Arzt die Todesursache nicht beziehungsweise nicht genau benennen kann. Dass das Herz und die Organe versagt haben, wenn die sicheren Todeszeichen ausgeprägt sind, ist keine Frage. Wir wollen aber wissen, was wirklich passiert ist: exakt, präzise, eindeutig.

Deswegen brauchen wir eine qualifizierte Leichenschau für jeden Toten. Es ist ein Facharzt mit speziellen Kenntnissen zu Todeszeichen und zu den von der Polizei so genannten „Leichensachen" erforderlich, um die letzte Untersuchung bei einem Verstorbenen sachgerecht und engagiert durchzuführen. Dabei müssen alle technischen, chemischen und biologischen Untersuchungsverfahren eingesetzt werden, die sich in der Medizin bewährt haben: Computertomographie, Magnetresonanztomographie, Mikroskopie, Elektronenmikroskopie, Toxikologie, Molekularbiologie, Anthropologie, Entomologie und so weiter – um nur die wichtigsten Fachrichtungen an dieser Stelle anzusprechen. Voraussetzung dafür sind entsprechend ausgerüstete Institutionen, das heißt ein gut ausgestattetes Institut für Rechtsmedizin mit sorgfältig ausgebildeten Fachleuten aus der Rechtsmedizin, Toxikologie, DNA-Technologie und Humanbiologie.

Die Anforderungen an wissenschaftliche Beweismittel werden jedenfalls immer höher. Es müssen kleinste Strukturen erkannt und vermessen werden (mit bildgebender Technik), minimale Substanzkonzentrationen

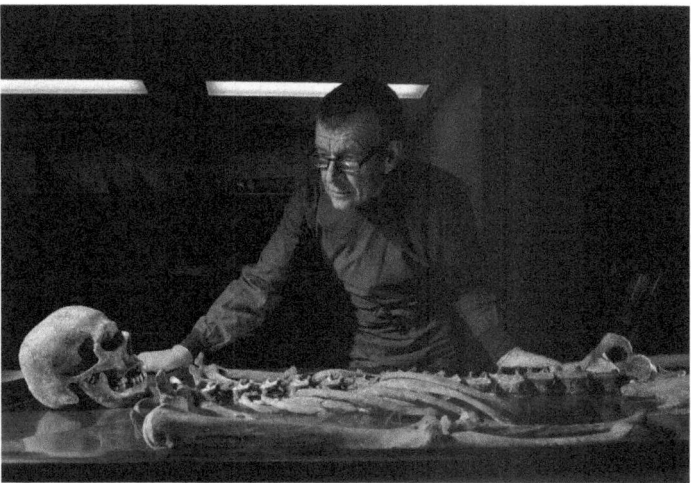

Im Institut für Rechtsmedizin des Universitätklinikums Hamburg-Eppendorf begutachtet Professor Klaus Püschel die Knochen eines italienischen
Soldaten zur Vorbereitung der DNA-Analyse. Zusammen mit zwei weiteren Wissenschaftlern konnte er das Rätsel um einen italienischen Kriegs-
gefangenen lösen, der 1945 nahe Köln bei einem Bombenangriff der Alli-
ierten ums Leben kam und dessen sterbliche Überreste in Hamburg
identifiziert wurden.

chemisch analysiert werden (zum Beispiel mit Massenspektrometrie) und kleinste Spuren (Blutspritzer, Haare, Sperma, Hautschüppchen) mittels modernster DNA-Technologie identifiziert werden. Dies gilt für heute Gestorbene ebenso wie für sehr altes und zersetztes Untersuchungsmaterial, wie es etwa bei exhumierten Knochen und archäologischen Fällen vorliegt.

Der Tod gehört zum Leben, und die medizinischen sowie interdisziplinären Untersuchungen sind für das Verständnis einer Todesursache unverzichtbar. Sie sind die Voraussetzung für den Fortschritt in der Medizin und für ausgleichende Gerechtigkeit zwischen Gewalt beziehungsweise krimineller Aktivität und Opferinteressen.

Unsere Gesellschaft bietet ein kontroverses Bild. Viele Menschen schauen sich Krimis im Fernsehen an, sie lesen mit Begeisterung fesselnde fiktive Kriminalgeschichten. Sie befassen sich gern mit der Jagd nach dem Täter und dessen Überführung. Ganz anders im privaten Umfeld: Hier bleiben sie häufig zurückhaltend, verschlossen, eher desinteressiert bis ablehnend. Die Untersuchung von Toten steht bei uns in der täglichen Realität in einem dramatischen Gegensatz zum Umgang mit kriminalistischem Interesse vor dem Fernseher beziehungsweise in der Lektüre.

Die Sektionsquote in Deutschland und in vielen anderen Ländern ist heute so gering wie nie zuvor. Die Zahl der rechtsmedizinischen Institute ist relevant gesunken, obwohl die Rechtsmediziner in der medialen Welt stark in das Zentrum des Interesses gerückt sind. Je mehr Morde im Fernsehen von den Kommissaren, Profilern, Forensikern und Rechtsmedizinern mit geradezu unglaublichem Kombinationsvermögen und ausgefeilter

Technik aufgeklärt werden, desto weniger Finanzmittel und institutionelle Ressourcen stehen zur Verfügung für Polizei, Justiz und Rechtsmedizin, um reale Fälle aufzudecken und aufzuklären.

Nicht zu Unrecht spricht man hier vom „ermatteten Staat", wie es die Journalistin Sabine Rückert in ihrem Buch „Tote haben keine Lobby" formuliert hat. Die Politiker setzen ihre Ressourcen offenbar lieber gewinnbringend im Hinblick auf Wählerstimmen ein als bei der Aufklärung des Dunkelfelds von Straftaten. Insgeheim profitieren die politisch Verantwortlichen von sinkenden Fallzahlen im Hellfeld. Je besser die Kriminalstatistik im Hinblick auf Verbrechen und Tod, das heißt je geringer die Fallzahlen, desto besser stehen die verantwortlichen Politiker da. So kann der Eindruck entstehen, sie hätten wenig Interesse daran, den Tod aufzuklären. Zumindest dann nicht, wenn hieraus die negative Botschaft folgt, dass es mehr Fälle gibt, als man landläufig denkt. Wenn man positive Zukunftsaussichten zu Sicherheit und Stabilität suggerieren will, dann gelingt dies besser mit sinkenden Zahlen bei Mord, Totschlag, Vergewaltigung, Kindesmisshandlung und Vernachlässigung alter Menschen.

Warum schaffen wir es nicht, die beeindruckenden Gestalten aus dem Krimi in unsere reale Welt der Verbrechensaufklärung zu übertragen? Alle reden von Wahrheit, Wahrhaftigkeit, Recht, Gerechtigkeit, Sicherheit. Aber es gelingt nicht, die Faszination der Rechtsmedizin in die reale Welt hineinzutragen. Daran würden wir gerne etwas ändern … Mit diesem Buch wollen wir zeigen: Die Toten schweigen nicht. Sie lehren uns vielmehr: Wenn ihr den Tod besser versteht, werdet ihr das Leben sicherer und besser gestalten.

Dazu haben wir eine Reihe von besonders spektakulären und einprägsamen Taten und Tätern aus der
Fallsammlung der Hamburger Rechtsmedizin zusam-
mengestellt. Auswahlkriterien waren die mediale Aufmerksamkeit sowie gewisse Umstände und Details eines
Einzelfalls, die besonders einprägsamen kriminalistischen
Befunden eine zusätzliche Bedeutung verleihen. Das
Spektrum des Buches ist weit gefasst: von Uwe Barschel
bis Jörg Kachelmann, von einem toten Kind bis zu dem
einsamen Greis, der nach der Goldenen Hochzeit zum
Gattenmörder wird, über Serienmörder, den Totenschä-
del des Störtebeker, von der Exhumierung, Sektion und
Nachsektion bis hin zur Archäologie, von Kriegstoten bis
in die kriminalistische Gegenwart. Die Fälle reichen vom
spektakulären Abgang mit Flugzeugabsturz bis zur fina-
len Inszenierung eines erweiterten Suizids im Hochsicherheitstrakt des Polizeipräsidiums.

Erleben Sie die Faszination der rechtsmedizinischen
Dokumentation, Erklärung, Erzählung und Beurteilung.
Wie Experten in den Leichnamen lesen können, wie die
Toten mit dem Rechtsmediziner als Übersetzer dem ver-
ständigen Zuhörer ihre (Leidens-)Geschichten vermit-
teln, davon erzählt dieses Buch in dreizehn spektakulären
Fällen. Es gibt noch so viele mehr.

# Todesbotschaft
# aus dem Jenseits

Pulverisiert. In kleinste Teile zerlegt, zermahlen beinahe zu Staub. Es ist kaum noch etwas übrig von dem Flugzeug, nur einzelne Überreste ragen wie bizarre Skulpturen aus dem Trümmerfeld. Mit einer Geschwindigkeit von fast 800 Kilometern pro Stunde ist der Airbus in das Bergmassiv der Alpen gerast. Alle 150 Menschen an Bord sterben bei diesem Unglück, das im März 2015 die Welt erschüttert.

Wenig später wird eine weitere Dimension des Grauens bekannt: Der Pilot hat die Maschine mit voller Absicht zum Absturz gebracht. Er wollte Selbstmord begehen. Die 149 anderen Toten, unschuldige Menschen, sind für ihn offenbar keinen Gedanken wert. Er ist durch diese Tat zum Massenmörder geworden.

*Mir fällt immer wieder bei angeblich neuen Szenarien auf: So einen Fall habe ich doch vor vielen Jahren so ähnlich schon mal gehabt. Nach langer Zeit in der Rechtsmedizin hat man den Eindruck, dass sich die meisten Ereignisse wiederholen.*

Was zunächst unfassbar erscheint, ein Suizid mit einem Flugzeug inklusive vieler weiterer Opfer, ist schon mehr als dreißig Jahre zuvor für einen Mann aus Norddeutschland der Weg gewesen, um aus dem Leben zu scheiden. Bei seinem Selbstmord hat der 44-Jährige gezielt seine gesamte Familie sowie einen Piloten als Opfer mitgenommen. Ohne Bedenken und ohne Mitleid. Betrachtet man das Flugzeug als Tatwerkzeug und verfolgt den Geschehensablauf im Cockpit, so begeht der Mann eines der spektakulärsten Verbrechen der letzten Jahrzehnte.

*Ich habe zusammen mit Kollegen aus unserem Institut das Unglück für die Lübecker Staatsanwaltschaft untersucht. Der Mann hatte seinen Abgang „todsicher" geplant. Wenn ein Flugzeug abstürzt, vermuten Außenstehende eher ein Unfallgeschehen als einen Suizid. Für Gerichtsmediziner zeigt aber die Erfahrung: Wenn Menschen den Steuerknüppel betätigen, muss man auch damit rechnen, dass sie selbst die Ursache eines Absturzes sein können. Dabei gibt es diverse Szenarien, etwa Alkohol- oder Drogeneinfluss, Krankheit – oder eben die Selbsttötung. Dies in die Aufklärung einzubeziehen, gehört zu unserem Beruf dazu. Ein Unfall geschieht nicht einfach so. Für die Bevölkerung ist es nicht das Naheliegende, die Absicht dahinter zu erkennen und zu akzeptieren, weil so viele Menschen in den Tod mitgenommen werden. Dem Selbstmörder ist das aber unter Umständen ziemlich gleichgültig. Oder es ist sogar sein erklärtes Ziel, andere „mitzunehmen". So wie bei einem Flugzeugabsturz. Man muss in Betracht ziehen, dass die Gedankenwelt eines Menschen unter Umständen so eingeengt ist, dass er das Leid anderer nicht wahrnimmt. Möglich ist sogar, dass für den Täter auch Hass auf andere eine Rolle spielt und er deshalb Menschen mit in den Tod nehmen will. Es gibt durchaus Personen, die die Selbsttötung zu einer spektakulären Aktion machen wollen. Die Gedanken-*

*welt eines Menschen mit Todessehnsucht ist schwer zu ver-*
*stehen. Warum begeht jemand Suizid? Und warum auf*
*diese Weise? Die Antwort bleibt häufig offen.*

Von der Familie aus Schleswig-Holstein ahnt außer
dem Vater, einem Fahrlehrer, niemand, dass die Katastrophe bevorsteht. Die Ehefrau, die 17 Jahre alte Tochter und
der zwei Jahre jüngere Sohn sind in freudiger Erwartung,
als sie zum Flugfeld fahren. Eigentlich ist die Tour schon
für den vorherigen Tag geplant gewesen, doch das Wetter
hat nicht mitgespielt. Jetzt soll es losgehen. Vor allem der
15-Jährige ist aufgeregt. Einem Freund hat er zuvor noch
gesagt: „Wenn ich abstürze, bekommst du meinen Ball."
Ein Scherz, natürlich. In diesem Alter fühlt man sich ohnehin nahezu unverwundbar. Wer kommt schon auf die
Idee, dass der eigene Vater seine Familie auslöschen will?

Es wird ein Rundflug in den Tod. 46 Minuten nach
dem Start erwartet der Tower bereits die Landung der
Maschine, als die Cessna 172 plötzlich ins Taumeln gerät.
Der Motor heult auf, das Sportflugzeug kippt nach vorn.
Der erfahrene Pilot versucht offenbar, die Maschine wieder unter Kontrolle zu bringen. Das Flugzeug gewinnt für
einen Augenblick an Höhe, sackt dann jedoch erneut ab.
Ein Augenzeuge berichtet später: „Ich dachte kurz: Will
der etwa einen Looping machen?" Auch ein anderer Beobachter denkt zunächst an einen Kunstflug. Doch im
nächsten Moment wird klar, dass hier keine Himmels-
akrobatik versucht wird, sondern dass sich ein Drama ab-
spielt.

Senkrecht rast die Maschine zu Boden und zerbirst neben einem Fußballfeld. „Es gab einen Knall, Feuer war zu
sehen, dann eine Explosion. Und plötzlich war alles ein
Flammenmeer", schildert einer der Augenzeugen das Unglück. Ein anderer sagt: „Es war ein richtiger Feuerball."

Es sind zwei Männer, die nicht weit von der Absturzstelle entfernt einem Punktspiel des örtlichen Fußballklubs zusehen. Zunächst ist nicht bekannt, wie viele Opfer sich in der Maschine und in deren Umfeld befinden. Alles ist mit Qualm und Schutt bedeckt, Bruchstücke der Cessna überziehen die Unglücksstelle.

*Untersuchungen bei einem Flugzeugabsturz stellen besonders hohe Anforderungen an Rechtsmediziner, an technische Gutachter und die Kriminalpolizei, weil der Zerstörungsgrad sowohl der Opfer als auch des Materials extrem ausgeprägt ist. Zudem bricht an der Absturzstelle in vielen Fällen ein Brand aus, der die Identifizierung und Unfallrekonstruktion noch mehr erschwert. Im Unterschied zu Verkehrsunfällen auf der Straße, wo verwertbare Spuren im Verlauf der direkt vor dem Crash zurückgelegten Strecke zu finden sind, fehlen diese bei einem Flugzeugabsturz. Zur Verfügung steht ausschließlich das Spurenbild aus der Endphase der Katastrophe. Neben der technischen Untersuchung der Trümmer erlangt dabei die Begutachtung der Cockpitbesatzung beziehungsweise des Piloten eine besondere Bedeutung.*

In der zivilen Luftfahrt mit kleinen und mittelgroßen Flugzeugen wird menschliches Versagen in mehr als der Hälfte der Fälle als Absturzursache angenommen. Gründe können mangelnde Erfahrung, Trainingsdefizit, psychische oder intellektuelle Überforderung mit dadurch bedingten Fehlentscheidungen sein. Bei großen Verkehrsflugzeugen liefern die Aufzeichnungen der Blackbox und des Voicerekorders entscheidende Informationen.

Den Kräften, die nach dem Cessna-Unglück zum Tatort kommen und noch am selben Abend die Leichen bergen, bietet sich ein grauenhaftes Bild. Die völlig ausgebrannte Maschine liegt auf dem Rücken. Unter der hinteren Sitzbank ist ein verkohlter menschlicher Körper zu sehen. Es wird festgestellt, dass es sich um eine männliche Leiche handelt. Ebenfalls unter der Rücksitzlehne entdecken die Ermittler einen zweiten Körper, dessen Rückseite verbrannt ist. Unter diesen beiden Leichen wird später ein weiterer verkohlter Toter sichtbar. An den Fingern des Torsos befinden sich mehrere Schmuckstücke. Es handelt sich um die Mutter der Familie, die hinten in der Mitte gesessen hat. Der Sicherheitsgurt ist noch geschlossen. Bei einer solchen Katastrophe kann auch er nicht helfen. Als Nächstes räumen die Ermittler den Pilotensitz beiseite. Dort entdecken sie Teile einer Hose, darin befindet sich die Geldbörse des Piloten. Der Leichnam des Mannes ist am Rücken stark verkohlt. Am Ringfinger der rechten Hand steckt noch ein goldfarbener Ring. Nach dem Sichern dieses Körpers wird ein weiterer menschlicher Leichnam sichtbar, der Kopf ist vollständig zertrümmert. Einige Wrackteile müssen weggebogen werden, erst dann ist die Bergung des Toten möglich. Auch der Pilot und der Mann neben ihm haben ihre Sicherheitsgurte noch geschlossen.

*Weil Gründe für einen Absturz häufig beim Flugzeugführer liegen, wurde der Schwerpunkt unserer Ermittlungen auch auf die Obduktion der Leiche des Piloten gelegt. Alkohol, Drogen oder Kohlenmonoxid sind indes bei keinem der Toten nachweisbar. Dennoch könnte der Flugzeugführer plötzlich bewusstlos geworden oder in einen krampfartigen Zustand geraten sein. Erschwert wurde unsere Untersuchung dadurch, dass gerade die beiden Toten ganz vorne in der Maschine besonders stark von den Folgen des Brandes betroffen waren.*

Der Absturz der Cessna aus einer Höhe von rund 150

Metern verursacht bei den Insassen so furchtbare Verletzungen, dass die meisten für sich allein genommen schon tödlich wären. Bei dem Familienvater, der vorn rechts gesessen hat, ist der Kopf vollständig zertrümmert, Teile der Beine ebenso. Weder seine genaue Größe noch das Gewicht sind zu ermitteln. Er wird auf 170 bis 180 Zentimeter geschätzt, das Restgewicht beträgt knapp 70 Kilo. Die Halswirbelsäule ist „falsch beweglich", wie Rechtsmediziner sagen, eine Umschreibung für mindestens einen Bruch. Genauso verhält es sich mit dem Brustkorb und etlichen weiteren Knochen. Ähnliche Befunde gibt es auch bei der Ehefrau und den beiden Kindern.

Auch bei dem Piloten stellen die Rechtsmediziner eine hochgradige Zerstörung an allen Körperabschnitten sowie Verkohlung fest. Gesichts- und Hirnschädel sind vollständig zertrümmert, ebenso sind mehrere Organe zerstört und das Herz weist schwerste Verletzungen auf.

*Wir konnten beim Piloten eine fortgeschrittene allgemeine Arteriosklerose nachweisen und an der linken Herzkranzschlagader, also an typischer Stelle, eine erhebliche Einengung. Möglich wäre demnach ein Herzinfarkt gewesen. Dagegen ist auch jemand mit dreißig Jahren Erfahrung am Himmel und Tausenden Flugstunden, wie sie der 52-Jährige nachweisen kann, machtlos. Medizinchecks liefern auch nur begrenzte Informationen und stellen keine Gesundheitsgarantie dar.*

Der Geschehensablauf, der sich wenig später herauskristallisiert, gleicht dem Stoff für einen Psychothriller. Eben noch schwärmt die Familie von dem herrlichen Flug und dem fantastischen Ausblick auf die unter ihnen liegende Landschaft, als der Mann auf dem Platz neben dem Piloten, der Familienvater, plötzlich einen mörderischen Plan umsetzt: Er zückt ein Messer, holt aus und rammt

dem Flugzeugführer die Waffe in die Brust. Der schwer
verletzte Pilot verliert die Kontrolle über die Cessna und
verreißt das Steuer. Das Flugzeug beginnt zu taumeln,
stürzt in die Tiefe und zerschellt.

Der Familienvater selbst hat dazu beigetragen, dass der
Absturz als das erkannt wird, was er tatsächlich ist: ein
kalt geplanter Suizid zusammen mit der Tötung von vier
weiteren Menschen. Der 44-Jährige hatte sein Vorhaben
auf eine Tonbandkassette gesprochen und diese seinem
Bruder geschickt. Als der Verwandte das Band abhört,
glaubt er zunächst an einen schlechten Scherz und versucht, seinen Bruder anzurufen. Als der nicht ans Telefon
geht, entschließt er sich dazu, zu der Familie zu fahren.
Er erreicht niemanden. In der Zwischenzeit erfährt er von
einem Flugzeugabsturz und geht zur Polizei.

„Wenn ihr dieses Band hört, sind wir bereits bei Oma",
sagt die ruhige Stimme des Familienvaters auf dem Band.
Die Großmutter ist einen Monat zuvor gestorben. Detailliert schildert der Mann seine Überlegungen, wie die Familie am besten aus dem Leben scheiden könne. Zunächst
erwägt er, mit Vollgas gegen einen Brückenpfeiler zu fahren. Ein Autounfall erscheint ihm aber nicht sicher genug.
Der Fahrlehrer befürchtet, ein Familienmitglied könnte
überleben, womöglich als Krüppel. Auch eine andere Idee,
sich und die Familie zu töten, indem er bei einem gemeinsamen Bootsausflug auf dem Wasser das Boot versenkt,
verwirft der Mann. Die Möglichkeit, dass sich einer oder
mehrere retten können, will er unbedingt ausschließen. Ein
Flugzeugabsturz erscheint ihm als die sicherste Todesart.
Auf dem Tonband schildert er genau, wie er dies erreichen
will. Vielleicht hat ihn auch sein Arbeitsplatz zu diesem
Mordplan inspiriert: Das Übungsgelände der Fahrschule,
für die er arbeitet, liegt direkt neben dem Flughafen.

„Wir gehen von einem vierfachen Mord aus", sagt wenig später der Leiter der Ermittlungen, ein Oberstaatsanwalt, vor Journalisten. Zuvor ist aufgrund des Tonbandhinweises erneut an der Absturzstelle gezielt gesucht worden. Die Beamten werden fündig: Sie sichern im Brandschutt der Cessna ein Bundeswehrkampfmesser mit 26 Zentimeter Länge. An der Klinge sind deutlich Blutspuren zu erkennen. Und es gibt durch die Sektionsbefunde der Rechtsmedizin einen weiteren Beweis für die Messerattacke.

Nach einem Anruf durch die Kripo Lübeck, in dem über die Tonbandaufzeichnung informiert wird, unterziehen die Ärzte den Leichnam des Piloten einer nochmaligen genauen, zum Teil mit der Lupe durchgeführten Inspektion. Am gesamten Rücken des Piloten erkennen die Rechtsmediziner keine Verletzung, die als Stichverletzung identifiziert werden könnte. Doch an der Vorderseite des rechten Brustkorbs finden sie eine klaffende, beim Aneinanderlegen der Wundränder annähernd schlitzförmige Wunde. Sie ist insgesamt 2,7 Zentimeter lang und schräggestellt. Das infrage kommende Hautstück wird herausgetrennt und asserviert.

Und eine Inspektion der Kleidungsreste ergibt: In der grobmaschigen blauen Strickjacke, deren rechte Hälfte von den Flammen halbwegs verschont wurde, findet sich dicht neben der Knopfleiste eine senkrecht gestellte, schlitzförmige Öffnung. Das alles spricht deutlich für den Tathergang, wie ihn der Familienvater angekündigt hat.

*Das Sektionsergebnis macht nachdenklich. Wenn es den Hinweis auf das Messer nicht gegeben hätte, hätten wir wohl angenommen, dass die Wunde in der Brust durch ein zerborstenes Stück Blech aufgeschlitzt wurde. Somit zeigt dieser Fall eindrucksvoll, wie eine sehr gründliche Obduk-*

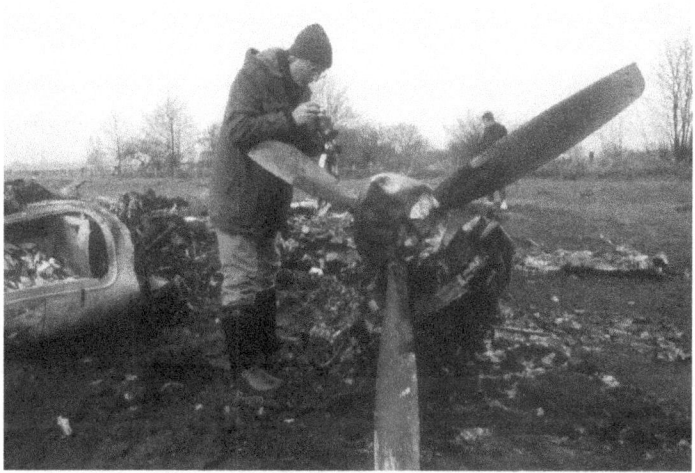

Das Wrack des in der Nähe des Lübecker Flughafens abgestürzten Sport-
flugzeugs wird von einem Kriminalbeamten untersucht und fotografiert.
Erst im Nachhinein wird bekannt: Es war ein erweiterter Suizid (mit
mehrfacher Mitnahme-Tötung), den der Täter auf einem Tonband angekündigt hatte. Im Brandschutt der Cessna wurde ein Bundeswehrkampfmesser gefunden, mit dem, wie die Hamburger Rechtsmedizin herausfindet, der Pilot erstochen wurde. Durch die Sektion des Piloten und der
weiteren Absturzopfer konnte der Tathergang aufgeklärt werden.

*tion und eine Würdigung der Gesamtumstände das Ergebnis der Ermittlungen entscheidend beeinflussen können.*

Der Täter hat sich zum Suizid und der Tötung seiner Familie entschieden, weil er nach seiner Überzeugung unter erdrückenden finanziellen und familiären Problemen leidet. Nachdem er in seiner Firma lange als Kronprinz gehandelt wurde, der einmal die Fahrschule übernehmen soll, hat sein Chef es sich offenbar anders überlegt und ihm Stück für Stück immer mehr Verantwortung entzogen. Trotzdem hat sich die Familie drei Wochen vor der Katastrophe ein größeres Auto gekauft und einige Zeit zuvor einen jungen Hund angeschafft. Zudem wird erzählt, dass der Fahrlehrer Schäferstunden mit mehreren seiner jungen Schülerinnen gehabt habe und diese teilweise weniger oder sogar gar nichts für den Unterricht zahlen mussten.

Zusammen mit seiner Botschaft hinterlässt der Familienvater eine Art Testament. Er verfügt darin, dass das Haus der Familie verkauft werden soll. Der Bruder soll den Wagen bekommen und der junge Hund zurück zum Züchter gegeben werden.

*Präzise Angaben für Haus und Hund, aber keine für die Familie: Der Fahrlehrer ist sich vollkommen sicher, dass solche Planungen angesichts des Schicksals, das seine Frau und seine Kinder beim Rundflug erwartet, obsolet sind. Die Mitnahme seiner beiden Kinder im Teenageralter und seiner Ehefrau zeigt die Charakteristika eines erweiterten Suizids.*

Als diese Tragödie aus Norddeutschland Mitte der Achtzigerjahre nicht nur die Flugwelt erschütterte, gilt dieser Fall als nahezu einzigartig.

*Erstmals konnte definitiv ein erweiterter Suizid als Absturzursache festgestellt werden. Bis dahin tauchte in der internationalen Literatur immer wieder der Verdacht auf,*

*dass als „menschliche Ursache" auch absichtlich herbeige-*
*führte Unfälle vorkommen. Es ist schon unglaublich, dass*
*bei Abstürzen im Cockpit suizidale Abläufe und Tötungs-*
*delikte stattfinden. Eigentlich stellt man sich ja vor, das sei*
*ein Hochsicherheitsbereich. Ganz entfernt wird man auch*
*an die terroristischen Attacken auf das World Trade Center*
*und in Washington vom September 2001 erinnert. Und ich*
*denke auch an einen weiteren Fall aus Hannover, bei dem*
*der Pilot eines Privatflugzeugs im Landeanflug von einem*
*Nebenbuhler erschossen wurde.*

Meist spielen bei der Unfallursache „menschliches
Versagen" Beeinträchtigungen des Flugzeugführers selber
eine Rolle. Nicht selten kommt ein Missbrauch von Alkohol oder Drogen hinzu. Wie gefährlich Trunkenheit am
Steuerruder sein kann, zeigt der Absturz eines Rettungs-
hubschraubers in Hamburg im März 2002, bei dem alle
fünf Besatzungsmitglieder ums Leben kommen, darunter
ein Notarzt.

Die Maschine befindet sich im Auftrag der Feuerwehr
auf dem Weg zu einem Rettungseinsatz bei einem Verkehrsunfall, als sie laut Augenzeugenberichten plötzlich
auffällige Flugbewegungen macht und dann steil in eine
Hamburger Kleingartensiedlung stürzt. Ermittlungen ergeben, dass sowohl der Pilot als auch der Bordmechaniker
alkoholisiert waren. Bei dem Flugzeugführer wird bei der
rechtsmedizinischen Untersuchung ein Blutalkoholwert
von 1,5 Promille festgestellt, sein Kollege hat 1,2 Promille.
Beide Werte liegen über der Grenze der absoluten Fahr-
und Flugunsicherheit. Ein technischer Fehlgriff des be-
trunkenen Piloten hat ein riskantes Flugmanöver ausgelöst, das dann zu diesem Unglück führt.

Auch die Katastrophe in den Alpen mit 150 Toten
hätte vielleicht verhindert werden können. Aus dem Ab-

schlussbericht der französischen Luftfahrtbehörde geht hervor, dass bei dem 27-Jährigen eine mögliche Psychose diagnostiziert wurde. Der zuständige Mediziner hatte daraufhin eine Einweisung in eine psychiatrische Klinik empfohlen. Zudem hatte sich der Pilot seit Längerem wegen Depressionen bei mehreren Ärzten behandeln und Medikamente verschreiben lassen. Seinen Arbeitgeber hatte er nicht informiert, und auch keiner der Mediziner, die ihn betreuten, verständigte die Behörden oder die zuständige Fluggesellschaft.

Als Folge dieser Erkenntnisse fordern die französischen Ermittler in ihrem Abschlussbericht, dass Piloten regelmäßigen Untersuchungen unterzogen werden sollen, um über den physischen Zustand hinaus zu belegen, dass sie auch „psychologisch und psychiatrisch" in der Lage sind, ein Flugzeug zu führen. Außerdem raten sie zu einer Lockerung der ärztlichen Schweigepflicht. Weltweit müssten Mediziner dazu verpflichtet werden, die Flugbehörden zu informieren, wenn die Gesundheit eines Piloten zu einer Gefahr für die Öffentlichkeit zu werden droht.

In Deutschland gibt es aufgrund der Flugzeugkatastrophe in den Alpen ein neues Gesetzespaket, in dem strengere Kontrollen für Piloten beschlossen wurden. So sollen Flugzeugführer bei Verdacht und unangemeldet in Stichproben auf Drogen, Alkohol und Medikamente getestet werden. Darüber hinaus wird eine Datenbank eingerichtet, in der die Ergebnisse der regelmäßigen flugmedizinischen Untersuchungen gespeichert werden. Die Datenbank soll auch einem wiederholten Wechsel von Ärzten zur Verschleierung von Krankheiten entgegenwirken.

*Es wurde wirklich höchste Zeit, dass endlich weitergehende Kontrollen eingeführt wurden. Inzwischen wissen wir ja, dass viele Ärzte beteiligt waren, die hätten Einfluss* nehmen können. *Ich habe Fluggesellschaften wiederholt angeboten, bei Piloten häufige und auch unangemeldete medizinische und labortechnische Untersuchungen vorzunehmen, etwa in Bezug auf Missbrauch von Alkohol, Drogen oder Medikamenten. Aber die Unternehmen, Betriebsräte und Pilotenvereinigungen haben auf die Prinzipien Vertrauen, Selbstkontrolle und Verantwortungsbewusstsein gesetzt. Hätten wir 2015 schon regelmäßige Untersuchungen von Piloten gehabt, könnten 149 unschuldige Menschen unter Umständen noch leben.*

## Erweiterter Suizid

Ein Todessehnsüchtiger, der als Geisterfahrer mehrere Menschen mit in den Tod nimmt; eine Frau, die sich und ihre Kinder mit Medikamenten vergiftet; ein Familienvater, der seine Familie mit Gas oder durch einen Schnitt in den Hals tötet, bevor er sich selber umbringt – oder ein provozierter Flugzeugabsturz mit vielen Toten: Beim erweiterten Suizid sind die Methoden der Tatausführung so unterschiedlich wie die Menschen selber.

Seit mehr als einem Jahrhundert ist der erweiterte Suizid Gegenstand der Forschung in der Rechtsmedizin am UKE. In zwei aufwändigen Studien wurden Fälle der Jahre 1950 bis 1961 und von 1990 bis 2005 ausgewertet und verglichen. Danach gab es früher durchschnittlich vier Taten pro Jahr, mit einem Verhältnis der männlichen gegenüber den weiblichen Tätern von vier zu drei. In dem jüngeren Zeitraum sank die Zahl auf 2,6 Taten jährlich, wobei die Relation von Männern zu Frauen bei neun zu eins lag.

In den Jahren 1950 bis 1961 wurden die meisten Taten mit Leuchtgas ausgeführt. Es waren zumeist Frauen, von denen es dann hieß, sie hätten „den Gashahn aufgedreht". Todesursache war eine Kohlenmonoxidvergiftung, weil das Leuchtgas oder Stadtgas damals noch einen hohen CO-Anteil hatte. Dieser liegt beim heutigen Stadtgas bei Null. An zweiter Stelle rangierte früher Ertrinken/Ertränken. Im Zeitraum von 1990 bis 2005 stand Erschießen beim erweiterten Suizid an erster Stelle.

In beiden Studien zeigte sich, dass Frauen vor allem ihre Kinder in die Selbstmordhandlungen einbeziehen, während Männer vorwiegend die Partnerin und sich selber töten.

## Ärztliche Schweigepflicht

Psychische Störungen sind bei Suizidenten häufig schon vor dem Entstehen eines katastrophalen Ereignisses bekannt. Hier kommt unter Umständen die ärztliche Schweigepflicht zum Tragen. Auch wenn Medizinern kritische Befunde bekannt sind, dürfen sie diese nicht ohne Einwilligung des Patienten weitergeben.

Der Paragraph 203 Absatz 1 des Strafgesetzbuchs bestimmt, dass derjenige, der unbefugt ein fremdes Geheimnis weitergibt, das ihm als Arzt anvertraut oder sonst bekannt geworden ist, mit Freiheitsstrafe bis zu einem Jahr oder Geldstrafe bestraft wird. Betroffen sind hiervon ebenfalls medizinische Berufe wie Krankenpfleger. Die Schweigepflicht gilt auch gegenüber Familienangehörigen des Patienten sowie gegenüber den Angehörigen des Arztes.

Handelt es sich um Minderjährige, gilt die Schweigepflicht des Arztes nur eingeschränkt. Bei Kindern und Jugendlichen unter 15 ist der Arzt in der Regel berechtigt, die Eltern zu informieren; bei über 15-Jährigen ist das Patientengeheimnis jedoch zu beachten. Die ärztliche Schweigepflicht dauert über den Tod des Patienten hinaus. Die Erteilung von Auskünften etwa an Erben verstößt somit gegen die Schweigepflicht. Es sei denn, der Arzt kommt zu dem Ergebnis, eine Offenlegung liege im sogenannten mutmaßlichen Interesse des Verstorbenen.

Allerdings kann ein Patient seinen Arzt von der Schweigepflicht entbinden. Eine Offenbarungsbefugnis kann auch bestehen, wenn der Arzt davon ausgeht, dass diese von der mutmaßlichen Einwilligung des Patienten gedeckt ist, etwa wenn er bewusstlos ist und der Mediziner aufgrund von Indizien annimmt, dass der Patient sein

Einverständnis geben würde. In bestimmten Fällen kann sich sogar eine Offenbarungspflicht ergeben, beispielsweise aus den Meldepflichten nach dem Infektionsschutzgesetz.

Und schließlich ergibt sich eine Offenbarungsbefugnis auch aus dem Güterabwägungsprinzip. Unter dem Aspekt des sogenannten rechtfertigenden Notstands darf der Arzt immer dann ein Patientengeheimnis offenbaren, wenn ein anderes Rechtsinteresse überwiegt. Zum Beispiel wenn sich der Arzt gegen den Willen des Patienten an die Straßenverkehrsbehörden wendet, weil dieser als Kraftfahrer weiterhin uneinsichtig am Straßenverkehr teilnimmt, obwohl er wegen einer Erkrankung wie Epilepsie oder schwerwiegenden neurologischen oder Herz-Kreislauf-Erkrankungen sich und andere gefährdet. Eine Möglichkeit des Arztes, sich zu offenbaren, besteht etwa auch bei Kindesmisshandlung, wo ein Arzt durchaus Meldung an die sozialen Dienste erstatten sollte und eventuell auch an die Polizei, damit dem Kind geholfen und die Gefährdung herabgesetzt wird.

Prof. Dr. Klaus Püschel: „Wenn tatsächlich ein Arzt eine Psychose und Suizidgedanken bei dem Airbus-Piloten befürchtet hat, kann man von einer möglichen Gefährdung anderer ausgehen. Inzwischen ist ja bekannt geworden, dass der Pilot von unterschiedlichen Medizinern wegen seiner psychischen Instabilität therapiert wurde. Es ist bezeichnend, dass erst dieses fatale Ereignis die Diskussion über die ärztliche Schweigepflicht so stark befördert hat. Es wird zum Problem, wenn sich Ärzte hinter der Schweigepflicht verstecken. Sie lassen Zivilcourage vermissen und fürchten Konflikte, weil die Patienten unter Umständen rechtliche Schritte einleiten könnten.

Andererseits: Die ärztliche Schweigepflicht ist natürlich ein hohes Rechtsgut. Und absolute Sicherheit gibt es im Zusammenhang mit ärztlichen Untersuchungen, Diagnosen und Prognosen sowieso nicht. Der menschliche Körper und die Psyche funktionieren nicht wie eine Maschine oder ein Computer. Ein sehr wichtiger Korrekturfaktor ist das Vier-Augen-Prinzip. Deswegen sind gerade auch bei der rechtsmedizinischen Untersuchung stets Kontrollen vorgesehen. Bei gerichtlichen Sektionen sind daher zwei Obduzenten gesetzlich vorgeschrieben. Ein ähnliches Regulativ sollte auch bezüglich der Schweigepflicht eingeführt werden."

# Der böse Samariter

Die Frau liegt in ihrem Bett, leicht auf die Seite gedreht, dem Anschein nach sanft und friedlich dahingeschieden. Sie war ja auch schon betagt, immerhin 85 Jahre alt. Da ist es nicht unbedingt verdächtig, wenn jemand verstirbt. Akutes Herzversagen stellt ein Arzt als Todesursache bei der Rentnerin fest. Gleiches diagnostizieren andere Mediziner bei vier weiteren Seniorinnen aus demselben Ort im Alter zwischen 83 und 89, die in ihren Betten gestorben sind. Bei allen heißt es, das Herz habe schlapp gemacht.

Doch wenig später entpuppt sich jede dieser Diagnosen als schwere Fehleinschätzung bei der Leichenschau. Denn in Wahrheit handelt es sich um eine Mordserie, die in der deutschen Kriminalgeschichte als einmalig gilt. Ein Altenpfleger aus Bremerhaven hat die fünf Frauen innerhalb von neun Tagen getötet. Er hat dies getan, um an ihr Geld zu kommen. Ein sechstes Opfer überlebt nur knapp.

Der 31 Jahre alte Verbrecher, der unter der Bezeichnung Oma-Mörder bekannt wird, hat die Opfer erstickt und dabei überwiegend keine offensichtlichen äußeren Verletzungen bei den körperlich geschwächten Frauen verursacht.

*Unter der intakten Haut können sich viele schwere Verletzungen verbergen. Die Haut liegt darüber wie ein Deckmantel. Röntgenuntersuchungen bei allen Todesfällen könnten innere Verletzungen nachweisen. Ohne Obduktion kommt man häufig nicht weiter. Das Ersticken unter weicher Abdeckung der Atemöffnungen von Mund und Nase ist äußerlich nur schwer nachzuweisen. In diesem Fall sind es viele innere Verletzungen, die die brutale Gewalt und die körperliche Übermacht widerspiegeln, der die alten Frauen ausgesetzt gewesen sind – ohne jede Chance gegen den übergewichtigen 1,90-Meter-Mann. Jedes der Opfer hat einen verzweifelten, minutenlangen und qualvollen Todeskampf erlebt. Denn Ersticken führt nur dann zum Tode, wenn es über mindestens drei bis fünf Minuten kontinuierlich ausgeführt wird. Es erfordert Kraft und Durchhaltevermögen.*

Was der Angeklagte vor Gericht sagt, klingt indes so, als empfinde er seine Taten jeweils als ein kurzes, versehentliches Augenblicksversagen: „Ich wollte sie nicht töten." Sein Anwalt verkündet zudem nach einem Gespräch mit seinem Mandanten, dieser habe schließlich gefasst werden wollen, um nicht noch mehr Morde zu begehen. Er zitiert ihn mit den Worten: „Ich wollte, dass es zu Ende geht."

Das Landgericht Bremen verurteilt den Altenpfleger wegen Mordes in fünf Fällen sowie versuchten Mordes zu einer lebenslangen Freiheitsstrafe. Darüber hinaus stellt die Kammer die besondere Schwere der Schuld fest. Der Vorsitzende Richter spricht in der Urteilsbegründung von „schrecklichen Taten". Eine solche Verbrechensserie über einen so kurzen Zeitraum habe in der Rechtsgeschichte Deutschlands Seltenheitswert. Wenige tausend Mark hat der Täter bei den Rentnerinnen erbeutet. „Da fragt man sich", so der Richter, „wie viel ein Menschenleben wert ist."

Für manch einen offenbar nur wenig. Wie wird jemand zum Mörder? Der Fall des 31-Jährigen zeigt in geradezu lehrbuchartiger Weise, dass eine solche Entwicklung oft mit der Biografie allein nicht zu erklären ist. Zunächst sieht alles nach einem soliden Lebensweg aus. Der Mann wächst in geordneten Familienverhältnissen mit zwei Geschwistern auf. Schon früh entsteht bei ihm der Wunsch, Krankenpfleger zu werden. Nach der Realschule geht er zunächst für mehrere Jahre zur Bundeswehr und absolviert danach die geplante Ausbildung. Nach dem Abschluss findet er sofort eine Anstellung im Bereich der Krankenpflege, er heiratet. Beide Eheleute verdienen recht gut, trotzdem verschlechtern sich ihre wirtschaftlichen Verhältnisse, weil der Mann schon immer die Neigung hat, Geld schnell und am liebsten für solche Dinge auszugeben, mit denen er renommieren kann, vor allem für Autos.

Er selbst bezeichnet das später als „gewisse Großmannssucht". Als Besitzer zweier für seine Verhältnisse teurer Autos bestellt er einen weiteren exklusiven Wagen. Den Händler täuscht er, indem er behauptet, er erwarte eine Erbschaft. Seiner Frau gegenüber verheimlicht er seine Neuanschaffung. Schließlich erfährt sie aber doch von den mittlerweile schwierigen wirtschaftlichen Verhältnissen.

Insgesamt hat das Paar durch die Verschwendungssucht des Krankenpflegers etliche zehntausend Mark Schulden angehäuft. Die Ehefrau trennt sich von ihm. Etwa zur selben Zeit verliert der Krankenpfleger seine Arbeit. Es ist zu einer Reihe von unaufgeklärten Diebstählen gekommen, bei denen er in Verdacht geraten ist. Auch einen Nebenjob verliert er, nachdem dort Geld verschwunden ist. Er findet eine neue Arbeitsstelle, gibt aber weiterhin mehr aus, als er eigentlich dürfte. Wieder kommt es in seinem Betrieb zu finanziellen Unregelmäßigkeiten, weshalb dem Mann erneut gekündigt wird. Sein früherer Vorgesetzter sagt über ihn, er sei „geltungsbedürftig und launisch gewesen. Ein Egozentriker." Der so Gescheiterte sucht nun Kontakt zu Prostituierten. Er verliebt sich in eine Frau, der er zuvor mehrfach für sexuelle Dienste Geld gezahlt hat, und erzählt ihr, dass er bei einem Pflegedienst in leitender Funktion arbeite und fast 10 000 Mark monatlich verdiene. Das Paar plant eine gemeinsame Zukunft. Er ist tatsächlich verliebt, der 29-Jährigen aber kommt es vor allem auf sein Geld an. Sie steigert ihre Forderungen immer weiter und freut sich, dass er ein teures Auto kauft und eine kostspielige Schiffsreise für sie beide plant. Zudem verlangt die junge Frau immer noch mehr Geld.

Der 31-Jährige gerät zusehends in eine Zwickmühle: Er hat keine Arbeit, muss aber gegenüber seiner Freundin als solventer Versorger auftreten. Er schmiedet den Plan, sich Geld von allein lebenden Rentnerinnen zu verschaffen, die er bei seiner früheren Tätigkeit als Krankenpfleger kennengelernt hat. Der Mann rechnet damit, von den Frauen relativ problemlos in die Wohnung gelassen zu werden, da sie ihn kennen. Und er hofft, man werde ihnen nicht glauben, wenn sie von einem Raub berichten, sondern annehmen, sie wären dement und hätten ihr Geld nur verlegt. Zudem erwartet er von den Rentnerinnen aufgrund seiner körperlichen Überlegenheit wenig Widerstand. Er bringt bei einer Größe von 1,90 Meter etwa 130 Kilo auf die Waage, die Frauen wiegen gerade einmal halb so viel. Tatsächlich kann sich keines der Opfer ihm gegenüber zur Wehr setzen.

*Wie es der Krankenpfleger geplant hatte, haben ihn alle Frauen arglos in die Wohnung gelassen. Als sie die Gefahr erkannt haben, war es schon zu spät. Eine alte kriminalistische und rechtsmedizinische Erfahrung besagt, dass der Täter nicht selten aus dem sozialen Nahbereich kommt und zum Teil sogar ein ausgesprochenes Vertrauensverhältnis zu den späteren Opfern besteht, sodass diese kein Misstrauen schöpfen, wenn die Person klingelt und in die Wohnung kommt.*

*In vielen Prozessen werden wir Gutachter nur punktuell geladen, um Sektionsbefunde und Todesursachen zu referieren. In einigen Prozessen sitzen wir aber mehrere Verhandlungstage lang als Sachverständige mit im Verhandlungssaal. Dabei haben wir auch die Möglichkeit, selber Fragen zu stellen. Ich bin überzeugt, dass wir in der Erstattung von Gutachten sehr viel präziser und aussagekräftiger sein können, wenn wir die Aussagen des Angeklagten und der Zeugen gehört haben. Ich finde es immer am besten, wenn ich am Tatort war, selbst die Obduktion durchgeführt und auch das Blutspurenmuster selbst ausgewertet habe. Und natürlich ist es für die Rekonstruktion wichtig, mir von dem Angeklagten einen persönlichen Eindruck zu verschaffen.*

Der Täter gesteht seine Verbrechen umfassend. Sein erstes Opfer ist eine 87 Jahre alte Frau. Er kündigt sich unter dem Vorwand bei ihr an, dass es ein Problem mit ihrer Hausrufanlage gäbe. In einem Moment der Unaufmerksamkeit der Rentnerin streift er sich eine Socke über seine rechte Hand, um ein mögliches Schreien des Opfers zu verhindern und keine Spuren zu hinterlassen. Genau diese Vorsichtsmaßnahme erweist sich später als Beweismittel gegen ihn: Von zweien seiner Opfer kann an den Kleidungsstücken beziehungsweise Tatwerkzeugen DNA gesichert werden. Ein weiteres Motiv für das Überstreifen der Socke ist für den Verbrecher, nicht mit dem Speichel der Frauen in Berührung zu kommen. „Ich hatte ein bisschen Probleme mit Körperflüssigkeiten", erklärt er im Prozess.

Er habe die Rentnerin von hinten umfasst, beschreibt er sein Vorgehen. „An der Tür bin ich aber ins Stolpern gekommen. Dabei hat sich mein Griff gelockert. Sie fing an zu schreien, sehr laut. Ich wollte das Schreien dämmen." Also habe er das Gesicht der 87-Jährigen in ein Handtuch gedrückt. „Nach einer gewissen Zeit verstummte der Schrei, und der Körper erschlaffte. Ich stellte fest, dass sie tot war." Voller Angst und Panik sei er dann nach Hause gefahren. Rund 350 Mark hat er zuvor noch eingesteckt.

Zwei Tage später sucht der Mann eine 85-Jährige auf. Die betagte Frau hatte stets großes Vertrauen zu ihm und ermunterte ihn auch, sie zu besuchen. Zudem bot sie ihm an, ihm zu helfen, sollte er in finanzielle Schwierigkeiten geraten. Er fragt sie nun bei seinem Besuch, ob sie ihm Geld geben könnte, worauf sie ihm ohne Zögern 850 Mark überreicht. Als Gegenleistung möchte sie eine Wadenmassage haben und verlangt anschließend noch einen Kuss. Er verweigert dies. Jetzt droht sie, dass sie schreien werde, wenn sie keinen Kuss bekomme. Er küsst sie nicht, „aus Ekel", wie er im Prozess sagt. Er greift sich ein Kissen und drückt dieses für etwa fünf Minuten auf das Gesicht der Frau. Als er keinen Puls mehr fühlt, legt er den Körper der Toten so zurecht und deckt ihn zu, dass es aussieht, als sei sie im Schlaf gestorben. Dann verlässt er die Wohnung und wischt noch mit einer Socke den Türgriff ab, um keine Spuren zu hinterlassen.

Die nächste Tat geschieht drei Tage darauf. Sein neues Opfer ist 83 Jahre alt und wieder eine ehemalige Patientin. Er zwingt die Frau, ihr Geldversteck zu verraten. Als sie versucht zu schreien, drückt er ihr Gesicht in eine Decke, bis er sicher ist, dass sie nicht mehr lebt. Er durchstöbert die Wohnung und stiehlt 280 Mark. Das Opfer legt er auf den Rücken, um einen natürlichen Tod vorzutäuschen, dann flieht er aus der Wohnung.

Nur zwei Tage später begeht er sein nächstes Tötungsdelikt, diesmal an einer 85 Jahre alten Frau. Wieder streift er sich eine Socke über die rechte Hand und hält der Rentnerin damit den Mund zu. Er drückt die Frau in ein Kissen, fixiert sie und lehnt sich mit seinem ganzen Körpergewicht auf das Opfer, bis sie keine Reaktion mehr zeigt. Als es mehrfach an der Tür klingelt, weil die offizielle Pflegekraft der Rentnerin gekommen ist, versteckt sich der 31-Jährige im Hausflur und verlässt das Gebäude erst, als er sicher ist, dass die Krankenpflegerin wieder weggefahren ist.

Erneut vergehen gerade mal zwei Tage, bis der Täter sein nächstes Verbrechen begeht. Sein Opfer ist eine 89 Jahre alte Frau, die er nach dem erprobten Muster überfällt. Wieder hält er ihr den Mund zu und drückt die Greisin mit dem Gesicht nach unten auf ihr Bett, bis sie kein Lebenszeichen mehr von sich gibt. Dann dreht er ihren Körper auf den Rücken, sodass ihre Lage natürlich erscheint. Er fürchtet, dass bald jemand kommen könnte, und entschließt sich, ohne Beute zu fliehen. Zuvor wischt er noch die Oberflächen von mehreren Gegenständen ab, um Spuren zu vermeiden.

Anschließend fährt er weiter zu einer 82-Jährigen. Kaum hat sie ihn in ihre Wohnung gelassen, zieht er wiederum eine Socke über seine rechte Hand, hält der Frau den Mund zu und drängt sie auf ihr Bett. Dort hockt er sich auf sein Opfer und fordert sie auf, ihre Geldverstecke zu verraten. In Todesangst gibt sie preis, wo sie insgesamt

3700 Mark verwahrt hat. Er drückt ihr Gesicht in ein Kissen, bis sie bewusstlos wird und nur noch röchelt. Dass in diesem Moment das Telefon klingelt, rettet der Seniorin das Leben. Aus Angst, der Anrufer könnte schnell vor der Tür stehen, holt der Verbrecher eilig das Geld aus den Verstecken und verlässt fluchtartig das Haus. Wenige Minuten später kommt der besorgte Sohn zu seiner Mutter und findet die leblos wirkende Frau auf dem Fußboden vor dem Bett vor. Das Opfer kommt langsam wieder zur Besinnung und erzählt, ein großer Mann vom Pflegedienst habe sie überfallen, gequält und ausgeraubt. Ein Notarzt wird verständigt, die Rentnerin kommt ins Krankenhaus. Aufgrund ihrer Beschreibung wird der 31-Jährige noch am selben Tag als Täter ermittelt und am Abend von der Polizei gefasst.

Doch für sein Opfer ist der Albtraum noch nicht zu Ende. Wochenlang muss die alte Frau wegen schwerster Verletzungen in der Klinik bleiben. Auch die psychischen Folgen des Überfalls sind für sie sehr schlimm. „Immer wieder kam ihr der Täter in Erinnerung", erzählt ihr Sohn in dem Mordprozess.

Wie arglos sie zunächst gewesen sei, schildert die Rentnerin. Wir kennen uns doch, habe sie ihren früheren Krankenpfleger an der Tür begrüßt. Als er antwortet, er komme von einem ihr bekannten Pflegedienst, lässt sie ihn ins Haus. Als sie ihm dann den Rücken zuwendet, „habe ich plötzlich so eine Tatze vor meinem Gesicht". Das ist ein Überfall, habe der Mann gesagt und: „Wo ist dein Geld? Dann hat er mich ganz tüchtig gedrückt und gequält. Ich sagte: Jungchen, nimm das Geld und geh." Er habe ihr das Gesicht in ein Kissen gedrückt, „und dann weiß ich nichts mehr." Bei der Tat sei sie wie gelähmt gewesen. „Ich konnte nicht schreien. Langsam das Bewusstsein zu verlieren, war wie sterben, so richtig schön süß. Ich habe jetzt keine Angst mehr vor dem Sterben." Ihr Überleben bezeichnet die 82-Jährige als „Gottes Fügung".

*In der Tat hätte nicht viel gefehlt, und die Frau wäre wie die anderen Rentnerinnen gestorben. Unter anderem hat das Opfer mehrere Rippenbrüche sowie eine Schädelprellung erlitten und weist mehrere Hämatome an Gesicht, Beinen, Armen und Handgelenken auf. Durch das Zusammendrücken des Brustkorbs kam es zu einer erheblichen Behinderung der Atmung, die schließlich zu einem massiven Sauerstoffmangel führte, sodass die Frau ihr Bewusstsein verlor, vermutlich sogar für längere Zeit. Man weiß, dass so etwas akut lebensbedrohlich ist, insbesondere bei älteren und durch Krankheiten geschwächten Menschen. Vor allem aber weiß man dies, wenn man wie der Täter in einem Pflegeberuf arbeitet und daher über medizinisches Grundwissen verfügt.*

Der Verdächtige behauptet nach seiner Festnahme, er habe die Frauen lediglich berauben wollen. Seine Version lautet: Als sie angefangen haben zu schreien, geht es ihm nur darum, sie zum Schweigen zu bringen. Deshalb drückt er ihnen Kissen aufs Gesicht. Er habe nicht geplant zu töten. „Egal war es mir nicht." Der Krankenpfleger spricht jedoch von einer „Zwangssituation" und dass er von Anfang an „Panik" gehabt habe.

Bei dem letzten Opfer, das überlebte, sei er sich erstmals der Ausweglosigkeit seiner Situation bewusst gewesen. Er habe registriert, was er anderen Menschen angetan habe und dass „Schluss sein musste. Es ist verwerflich, was ich getan habe. Ich kann aber nur immer wieder sagen, dass ich nicht mit dem Vorsatz hingegangen bin zu töten." Er sei eigentlich froh gewesen, dass die letzte Rentnerin überlebt habe, sodass er überführt werden konnte. „Ich wusste, dass jetzt Schluss war."

Und doch lässt er es sich, bevor die Polizei ihn fest-
nimmt, mit der erbeuteten Summe noch einmal gut gehen. Er gibt seiner Freundin von dem Geld ab, geht mit
ihr essen und lädt sie und ihren Sohn zu einem Rundflug
über Helgoland ein. Er habe seine Freundin und deren
Kind nur noch einmal lächeln sehen wollen, sagt er später. In Polizeigewahrsam gesteht er seine Verbrechen im
Wesentlichen.

Dank der Aussage seines letzten Opfers kommt man
ihm auf die Schliche und schätzt den Tod der anderen
fünf Seniorinnen als mögliches Verbrechen ein. Alle zuvor verstorbenen Frauen werden obduziert, und jetzt werden die angeblich natürlichen Tode als das erkannt, was
sie sind: kaltblütige Morde.

Bis dahin aber ist die Taktik des 31-Jährigen aufgegan-
gen, seine jeweils an Sauerstoffmangel verstorbenen Opfer so auf Sofa oder Bett zu drapieren, dass es harmlos
aussieht und sich die Wahrscheinlichkeit einer Gewalteinwirkung nicht unmittelbar aufdrängt.

*Die Ärzte haben auf dem Totenschein ihr Kreuzchen in
der Rubrik natürlicher Tod gemacht. In den jeweiligen Todesbescheinigungen finden sich immer wieder Diagnosen
wie Herzinsuffizienz, Herzversagen und Herzinfarkt. Einmal wird eine Lungenembolie bescheinigt. Im Fall einer 85-
Jährigen heißt es sogar: „Sie konnte jederzeit sterben.“*

*Wäre eine solche Fehleinschätzung vermeidbar gewesen,
hätten die Ärzte genauer hingesehen? Das Ersticken unter einem Kissen beispielsweise ist nur schwer zu erkennen. Für die
Ärzte vor Ort ist das schon eine schwierige Situation. Wenn
es bei einer Toten keine äußerlichen Zeichen der Gewaltanwendung wie Abschürfungen, Einstiche oder blaue Flecken
gibt, die Person zudem noch alt und vielleicht schwerkrank
war, kann man den Hausärzten keine Vorwürfe machen,*

*wenn sie eine natürliche Todesursache angeben. Ohne Obduktion und Bildgebung durch Röntgenuntersuchung kommt man häufig nicht weiter. Für die muss aber ein konkreter Verdacht vorliegen. Blaue Flecken allein sind nicht unbedingt ein Hinweis auf einen unnatürlichen Tod. Bei alten und kranken Menschen ist es nun mal so, dass sie leichter stürzen als junge, sie müssen gestützt und manchmal umgebettet werden. Das geht gelegentlich mit blauen Flecken einher.*

*Wir gehen davon aus, dass in Deutschland bei fünfzig Prozent der Todesfälle die Diagnose der Todesursache in der amtlichen Todesbescheinigung nicht korrekt ist. Und wir müssen akzeptieren, dass die Dunkelziffer sehr hoch ist. Die nicht entdeckten Morde betreffen vor allem die Schwachen in unserer Gesellschaft, zum Beispiel Alte, Kranke und Kinder. Tote haben meist keine Lobby. Es ist die Aufgabe von uns Rechtsmedizinern, sozusagen als Anwalt der Opfer zu fungieren. Es müssten in weit mehr Fällen als bislang üblich die Toten seziert oder computertomografisch durchleuchtet werden. Dabei werden dann mitunter schwerste Verletzungen entdeckt.*

So auch bei zwei Opfern des Altenpflegers. Bei der Obduktion der einen Toten wird nun festgestellt, dass die betagte Frau eine Rippenserienfraktur und einen dreifachen Bruch der Brust- und Halswirbelsäule erlitten hat. Ferner werden etliche innere Blutungen festgestellt. Im Gesicht hat sie mehrere Hautunterblutungen. Alle diese Verletzungen sind durch massive stumpfe äußere Gewalteinwirkungen verursacht worden. Die Brustverletzungen deuten darauf hin, dass der Mann mit seinem ganzen Gewicht auf der Seniorin gekniet haben muss. Todesursachen sind Ersticken nach massiver stumpfer Brustkorbquetschung und Brustkorbniederbruch sowie die Hals- und Brustwirbelsäulenfrakturen.

Ein anderes Opfer hat Kopf- und Gesichtsverletzungen erlitten, aus denen gefolgert werden kann, dass es zu einer Quetschung des Kopfes gekommen sein muss. Über der Hals- und Brustwirbelsäule finden sich kräftige Hämatome sowie eine Unterblutung am Oberarm.

Bei der Sektion eines weiteren Opfers, einer 87 Jahre alten Frau, werden unter anderem Kopfhautunterblutungen im Stirnbereich und Hämatome im Gesicht entdeckt. Auch an den Gliedmaßen befinden sich Hämatome. Darüber hinaus gibt es als Zeichen des Erstickens unter anderem punktförmige Unterblutungen der Gesichtshaut sowie der Augenbindehaut. Ein 83 Jahre altes Opfer weist geringfügige Merkmale stumpfer äußerer Gewalteinwirkung auf, nämlich Kopfhautunterblutungen sowie weitere Unterblutungen an mehreren Körperregionen.

*Bei einer Frau hat selbst eine gerichtliche Leichenöffnung zunächst ein falsches Bild ergeben. Merkmale äußerer Gewalteinwirkung wurden zunächst durch ein Sturzgeschehen infolge einer Herzschwäche erklärt. Das Opfer hatte einen Infarkt und eine dadurch bedingte Vernarbung des Herzens, was sie natürlich zusätzlich geschwächt hat. Als Todesursache wird eine fortgeschrittene Herzleistungsschwäche und daraus resultierendes Herzversagen diagnostiziert. Deshalb muss ich selbstkritisch sagen, dass auch bei uns der Obduzent einen Fehler gemacht hat. Ich habe dann die Nachsektion vorgenommen und durch weiterführende Untersuchungstechniken sowie vor allem durch mikroskopische Untersuchungen die nachträgliche Diagnose eines strangulationsbedingten Erstickens gestellt.*

*Viele Ärzte gehen bei der Leichenschau oberflächlich davon aus, dass alte Menschen eines natürlichen Todes oder an Krankheiten sterben. Aber immer wieder einmal ist das Gegenteil der Fall. Alte Menschen können besonders leicht*

*zu Opfern werden, weil sie vergleichsweise schwach, ver-*
*trauensselig und schutzlos sind. Im Pflegebereich nehmen*
*sie ohne Misstrauen Medikamente entgegen oder lassen sich*
*Spritzen setzen.*

*Ganz besonders perfide finde ich die Tötungsserie des*
*Harold Shipman, eines Hausarztes aus der englischen Stadt*
*Hyde. Bis er 1998 gefasst wurde, brachte er mehrere hun-*
*dert seiner Patienten durch Injektionen um. Die überwie-*
*gend alten Patienten hatten gegenüber ihrem Arzt grenzen-*
*loses Vertrauen und ließen sich völlig arglos Spritzen zur*
*Behandlung ihrer Wehwehchen setzen. Über seine Motiv-*
*lage ist viel spekuliert worden. Einige seiner Patienten hat*
*er schließlich beerbt, sodass man davon ausgehen kann,*
*dass für ihn auch wirtschaftliche Aspekte relevant waren.*
*Daneben hat Shipman versucht, gnädige Argumente für*
*sein Handeln anzuführen, etwa dass er die alten Menschen*
*von ihren Leiden erlösen wollte.*

Dabei galt Shipman in seinem Ort als vorbildlicher
Mediziner, als angesehener Bürger und treu verheirateter
Ehemann. Er war Vater von vier Kindern. Er setzte sich
voll für seine Patienten ein, heißt es. Die Angehörigen
mancher Patienten schickten ihm nach deren Tod dank-
bare Briefe: „Es war ein Trost zu wissen, dass Sie in ihren
letzten Lebensminuten bei ihr waren", schrieb etwa die
Familie einer verstorbenen 81-Jährigen. „Wir könnten uns
keinen besseren und sorgfältigeren Arzt vorstellen."

Sie ahnten nicht, dass es ein Serienmörder war, dem
sie ihre Dankespost senden. Bei den alleinstehenden Patienten, die zwischen 1985 und 1998 starben, fiel nieman-
dem auf, dass es immer dieselbe Person war, die die Verstorbenen fand oder erst kurz vor ihrem Tod bei ihnen
gewesen war. Der Psychologe und Gerichtsgutachter Her-
bert Maisch hat über derartige Tötungsserien in Kliniken

und Altenheimen ein Buch verfasst: „Patiententötungen: Dem Sterben nachgeholfen."

Die Mordserie des bösen Samariters hätte gut in das Werk gepasst. In dem Prozess gegen den 31-Jährigen aus Niedersachsen stellt das Gericht als Motiv Habgier fest. Es sei dem Täter allein darauf angekommen, in den Besitz des Geldes zu kommen, sagt der Vorsitzende Richter in der Urteilsbegründung.

Eine psychiatrische Sachverständige hatte ausgeführt, dass der Angeklagte sich in eine Wunschwelt verloren habe. Zwar habe er die Taten eingeräumt und sein Geständnis sei von Reue getragen, so der Richter weiter. Er habe aber aus nichtigem Anlass bedenkenlos innerhalb kürzester Zeit fünf Frauen getötet.

Der Mörder sei ein Mann, der zuvor ein unauffälliges Leben geführt habe. Da frage man sich: „Wie konnte das passieren?" Der Angeklagte habe mit direkter Tötungsabsicht gehandelt. Denn jemanden zu ersticken, dauere mehrere Minuten, in denen sich das Opfer verzweifelt und mit aller Kraft wehre. Spätestens ab dem dritten Fall habe der 31-Jährige von Beginn an geplant, seine Opfer zu töten und nicht nur auszurauben, ist das Gericht überzeugt. Das hat der Täter stets bestritten.

*Auch um diesem Zwiespalt auf den Grund zu gehen, wäre der Krankenpfleger für Mediziner und Psychologen ein interessanter Gesprächspartner gewesen. Ich habe den Verurteilten später im Gefängnis angeschrieben und gefragt, ob er bereit sei, sich von einer Doktorandin interviewen zu lassen, die Serienmörder untersucht. Er hat das freundlich, aber bestimmt abgelehnt. Er wollte sich nicht gern in die Seele blicken lassen – der ursprünglich gute Samariter, der dann so furchtbar böse wurde.*

## Serientötungen

Als „Serienmörder" werden Personen bezeichnet, die wiederholt in gewissen Zeitabständen bei ähnlicher Gelegenheit töten. Zu den bekannten Serienmördern in Deutschland zählen zum Beispiel Karl Denke (31 Opfer), Fritz Haarmann (26 Opfer), Peter Kürten (9 Opfer), Rudolf Pleil (mindestens 10 Opfer) und in neuerer Zeit unter anderem Fritz Honka (4 Opfer). Serienmördern versucht man heutzutage mit modernen Methoden der Kriminalistik auf die Spur zu kommen, die im Zusammenhang mit großen Fallserien in den USA und Kanada entwickelt wurden (sogenannte operative Fallanalyse, „Profiling"). Die Motivlage der Täter kann recht unterschiedlich sein; häufig handelt es sich um sogenannte Sexualmorde, seltener um Raubmorde, gelegentlich auch um reine „Mordlust".

Hinzu kommen in neuerer Zeit Serientötungen im Krankenhaus und in der Altenpflege, vereinzelt auch in der ärztlichen Praxis. Das wesentliche gemeinsame Kriterium all dieser Fälle ist das alte, gebrechliche, hilflose, zum Teil im Sterben liegende Opfer. Hierbei existieren allerdings Merkmale, die mit den oben genannten Serienmördern nicht vergleichbar sind, dazu gehören der Tatort, der Täter, die Tatwaffe und die Motivation. Diese Verbrechen geschehen am Ort des beruflichen Wirkens des Täters, der sich von seinem Beruf her eigentlich ethisch verpflichtet hat zu helfen.

Die „Tatwaffe" erzeugt keine äußerlich sichtbaren Verletzungen. Eine Überdosierung von Medikamenten oder eine Injektion bei Schwerkranken, die ständig intravenös Medikamente erhalten, ruft eine Luftembolie hervor. Das Motiv dieser Serientäter im Krankenhaus oder in Pflegeeinrichtungen lässt sich nicht in die herkömmlichen Theorien der Kriminologie einordnen. Scheinbar besteht eine Motivlosigkeit der Tat, die es auch besonders schwer macht, die Serie und den Täter zu identifizieren.

Entsprechende Tötungsserien hat es beispielsweise durch eine Krankenschwester in Wuppertal gegeben (1985/86, Tötungsmethode Clonidin und Kaliumchlorid), weiterhin in Lainz/Wien 1989 (41 Opfer durch 4 Krankenschwestern, die mit Rohypnol, Insulin sowie mit der Insufflation von Wasser töteten) und in Gütersloh 1990 (Krankenpfleger, der 16 Patienten durch Luftinjektion tötete).

## Ersticken – Strangulation

Bei der rechtsmedizinischen Untersuchung von Todesfällen ist der Nachweis des Todes durch Ersticken von he-
rausragender Bedeutung. Quantitativ machen diese Fälle
einen bedeutenden Teil der rechtsmedizinischen Obduktionen aus. Qualitativ sieht sich der Rechtsmediziner dabei schwierigen Fragestellungen gegenüber.

Ein Ersticken liegt vor, wenn die Atemluft fehlt beziehungsweise verdrängt wird oder zu wenig Sauerstoff ent-
hält, wenn die Atembewegungen behindert oder die
Atemwege verschlossen sind, sodass eine Sauerstoffver-
sorgung des durch die Lunge strömenden Blutes unter-
bleibt.

Die wichtigste Form des Erstickens im engeren forensischen Sinne ist die Strangulation. Ohne dass die Vorgeschichte eines Falles bekannt ist, erwarten Polizei und
Staatsanwaltschaft hierbei – häufig alleine aus den Untersuchungen am Leichnam – die Beantwortung folgender
Fragestellungen: War es eine Tötung durch eigene oder
fremde Hand? Wurde Suizid vorgetäuscht, beispielsweise
durch Aufhängen nach vorausgegangenem Erdrosseln?
Gab es einen akzidentiellen Geschehensablauf, etwa einen
autoerotischen Unfall? Ist ein plötzlicher Tod aus innerer
Ursache in verdächtiger Auffindungssituation gegeben,
zum Beispiel im Zusammenhang mit Geschlechtsverkehr? Lag ein Reflextod vor, beispielsweise ein fataler Re-
flex an der Halsschlagader bei kurzem Griff oder Schlag
an den Hals?

Strangulation leitet sich ab aus dem Lateinischen
„stringere gulam" = die Kehle zuschnüren. Man unter-
scheidet drei Arten der Strangulation:
– Das Erhängen, das heißt die werkzeugbedingte Stran-

gulation durch Zug des Körpergewichts. Beim Erhängen handelt es sich in 99 Prozent der Fälle um einen Suizid.

– Das Erdrosseln, also die ebenfalls werkzeugbedingte Strangulation durch andere Kräfte als das Körpergewicht, zumeist durch eine andere Person. Beim Erdrosseln liegt zu 90 Prozent ein Tötungsdelikt vor. Selbsterdrosseln ist dadurch möglich, dass beispielsweise ein Strangulationswerkzeug am Hals unter Umständen auch mehrfach verknotet wird.

– Das Erwürgen, das heißt die Strangulation durch Zudrücken des Halses mit der Hand oder dem Unterarm, die durch eine andere Person als Täter hervorgerufen wird. Erwürgen ist immer eine Tötung von fremder Hand. Falls man versucht, sich selbst den Hals durch Würgen zuzudrücken, würden die Hände beim Eintritt der Bewusstlosigkeit stets erschlaffen und man würde sofort das Bewusstsein wiedererlangen.

Folgende weitere Formen des Erstickens werden unterschieden: zum Beispiel atmosphärisches Ersticken durch einen Sauerstoffmangel in der Einatmungsluft (etwa Höhenkrankheit, Verdrängung des Luftsauerstoffs durch andere Gase wie Kohlendioxid, Helium, Stickstoff). Mechanisches Ersticken kann durch Brustkorbkompression geschehen, zum Beispiel wenn jemand im Sand oder in einer Lawine verschüttet wird, wobei die Atemöffnungen unter Umständen sogar noch frei sein können, oder durch Verschluss der äußeren Atemöffnungen, beispielsweise durch das Auflegen eines Kissens auf das Gesicht, durch Zuhalten von Mund und Nase oder durch Knebelung.

# Späte Rückkehr aus dem Grab

Der Himmel ist verhangen an diesem Dezembertag, Wolken hüllen die Welt in ein bleiernes Grau, Nebelschwaden ziehen über das Gelände. In den Nieselregen mischen sich einzelne Schneeflocken. Ein Wetter wie bestellt für die angespannte Stimmung auf dem Friedhof Öjendorf in Hamburg, wo nach und nach zehn historische Gräber geöffnet und zahlreiche Knochen freigelegt und zusammengeführt werden; eine aufwendige und mit größter Sorgfalt und Präzision durchzuführende Arbeit.

Einer an diesem Ort ist besonders aufgewühlt, er sprüht vor Energie und gespannter Erwartung. Es ist ein ganz besonderer Tag für Franco Roscini. Immer wieder steigt der 78-Jährige in eines der Gräber und umarmt die dort tätigen Wissenschaftler. Der Italiener hofft, dass sie ihm helfen können, einen Jahrzehnte währenden Lebenstraum zu erfüllen: Er möchte seinen im Zweiten Weltkrieg verschollenen Vater wiederfinden und ihn endlich, nach 70 Jahren, in der heimatlichen Familiengruft begraben können, Seite an Seite mit dessen Frau.

Jahrzehntelang hat sich die Familie des italienischen Soldaten Alberto Roscini vergeblich bemüht, den am letzten Tag des Zweiten Weltkriegs verstorbenen 37-Jährigen wiederzufinden. Trauernde brauchen einen Ort, an dem sie ihren verstorbenen Angehörigen oder Freund wissen: Hier ist er aufgehoben, hier ist seine Ruhestätte, die ich aufsuchen kann. Die Familie Roscini hatte 70 Jahre lang keinen solchen Platz, der Verstorbene blieb unauffindbar – bis das Hamburger Institut für Rechtsmedizin den Vermisstenfall übernimmt. In einer einzigartigen Aktion gelingt es den Wissenschaftlern, einen der Toten vom Öjendorfer Friedhof sicher als Alberto Roscini zu identifizieren. Er kann nun in seiner Heimat in Umbrien beerdigt werden. „Ich bin froh, dass wir jetzt einen Ort haben, an dem wir weinen können", sagt sein Sohn Franco bewegt.

*Und ich bin froh, dass wir Herrn Roscini bei seiner Suche entscheidend helfen konnten. Es ist faszinierend, nach all der Zeit einen Toten an seine Familie zurückgeben zu können, und das mit unserem Hilfsmittel der DNA-Analyse. Ich war sofort elektrisiert, als das italienische Generalkonsulat eines Tages im Auftrag des Außenministeriums anfragte, ob unser Institut bei der Exhumierung und Identifizierung eines unbekannten Soldaten aus dem Zweiten Weltkrieg helfen könnte. Alte Knochen interessieren mich immer, zum Beispiel auch historische Moorleichen. Ich habe mich auch viel mit Toten aus dem Zweiten Weltkrieg beschäftigt, unter anderem mit abgestürzten Piloten.*

*Im Team mit einer Anthropologin und einem Genetiker waren wir der Kern einer Arbeitsgruppe aus den Bereichen Rechtsmedizin, Anthropologie und Paläopathologie, die mit dem Landesamt für Denkmalschutz Niedersachsen und der Universität Göttingen zusammengearbeitet haben. Recherchen hatten ergeben, dass der gesuchte Tote in einem von zehn Gräbern auf dem Friedhof Öjendorf beerdigt sein musste. Unsere Aufgabe war es nun herauszufinden, welches dieser zehn das richtige ist. Aus organisatorischen Gründen fand die Exhumierung dann im Winter statt, genauer gesagt im Dezember. Es war eine Stimmung wie in einem Edgar-Wallace-Krimi, düster, nebelig, nass-feucht. Und wir haben den ganzen Tag gearbeitet, von morgens bis es dunkel wurde.*

*Neben der Neugier, die Knochenfunde generell bei mir entfachen, ist es auch das Außergewöhnliche an der Geschichte des italienischen Soldaten, das mich sofort motiviert hat, mich des Falles anzunehmen und bei der Identifizierung mitzuwirken.*

Die Geschichte des Alberto Roscini ist nicht nur die eines historischen Todesopfers, sondern auch die eines besonderen Kapitels des Zweiten Weltkriegs. Es ist zunächst die Geschichte von Gewalt, Dramatik und Zufall und dann die des unerschütterlichen Glaubens der Familie des Toten, ihren verschollenen Angehörigen tatsächlich wiederzufinden.

Alberto Roscini, ein Funker aus Perugia, hatte sich 1935 für einen Kriegseinsatz der Italiener in Afrika freiwillig zum Militär gemeldet, war danach aber in seinen Zivilberuf zurückgekehrt. 1940 ist er wieder freiwillig als Soldat dabei, kämpft später auch gemeinsam mit deutschen Truppen. Als die Italiener 1943 ihren Diktator Benito Mussolini stürzen, stehen die Soldaten vor einer schwierigen Entscheidung: Laut Hitler sollen die Italiener entweder an der Seite der Deutschen gegen die Amerikaner kämpfen, oder sie werden künftig als Feinde eingestuft und gelten somit als Verräter.

Zu den vielen italienischen Soldaten, die wegen ihrer Überzeugung nicht bereit sind, für Hitler zu kämpfen, und deshalb durch die Hölle gehen müssen, gehört Roscini. Er wird mit Tausenden anderen in den Norden deportiert, kommt nacheinander in mehrere sogenannte Stammlager. Es handelt sich dabei um riesige Gefangenenlager, aus denen Zwangsarbeiter rekrutiert werden, die oft mit wenig oder ohne Verpflegung unendlich hart arbeiten müssen. Von den insgesamt 600 000 italienischen Militärinternierten überleben 50 000 diese mörderischen Bedingungen nicht.

Immer wieder schickt Alberto Roscini Briefe an seine Frau Lidia, auch noch als er 1944 in einem weiteren Stammlager als Zwangsarbeiter eingesetzt wird. Seinen Sohn Franco hat er zu diesem Zeitpunkt schon über drei Jahre nicht mehr gesehen. Der Junge ist mittlerweile sechs. Der Vater schreibt ihm eine Postkarte, auf der er seiner Sehnsucht Ausdruck verleiht: „Mein geliebter Sohn ... Ich hoffe sehr, dass Dich diese Karte erreicht und dass Du sie an Dein kleines Herz drücken kannst. Bete für Deinen Papa. Ich leide sehr darunter, dass Du so weit entfernt von mir bist ... Viele, viele Küsse, möge Gott Dich schützen, Dein Papa". Doch der Gruß erreicht den Jungen nicht. Die Karte wird von deutschen Beamten aussortiert und an Roscini zurückgeschickt. Bis zuletzt trägt er sie bei sich, auch als der Internierte in der letzten Phase des Krieges nach Bensberg nahe Köln kommt. Dort gerät er mit seinen Kameraden am 12. April 1945 in das Granatenfeuer der Amerikaner, die gekommen sind, die Stadt zu befreien. Ein Granatsplitter trifft Roscini in die Brust. Er und neun weitere Italiener verlieren bei dem Angriff ihr Leben – nur wenige Stunden, bevor sie ihre Freiheit hätten wiedererlangen sollen.

Ein Kamerad Roscinis nimmt die Postkarte an den Sohn sowie die Brieftasche des gefallenen Soldaten an sich, um beides dessen Angehörigen in Perugia zu brin-

gen. Es ist ein Akt des Mitgefühls, der jedoch dazu bei-
trägt, dass der Tote keine Papiere zur Identifizierung bei
sich hat und anonym bestattet werden muss – und dass
die Suche seiner Familie letztlich so lange dauert. Seit
dem Ende des Krieges forscht Alberto Roscinis Witwe Lidia nach dem Grab ihres Mannes, schreibt unzählige
Briefe, auch an den Vatikan. Von dort bekommt sie
schließlich die Antwort, dass zehn italienische Soldaten
in Bensberg begraben worden sind. Aber wo genau?

Bis zu ihrem Tod 1986 bleibt dies für die Trauernde
ein Rätsel. Von nun an verfolgt ihr Sohn Franco beharr-
lich weiter das Ziel, seinen Vater aufzuspüren. Im Jahr
2000 erfährt er schließlich, dass etliche Gebeine bereits
42 Jahre zuvor von Bensberg aus auf den Friedhof Hamburg-Öjendorf umgebettet worden sind, einer zentralen
Ehrenanlage und letzten Ruhestätte für insgesamt 5849
italienische Zwangsarbeiter. Es braucht weitere 14 Jahre
und hartnäckige Recherchen, bis der mittlerweile 78-Jäh-
rige mithilfe der sprichwörtlichen deutschen Dokumen-
tationsgenauigkeit herausfindet, dass zehn Gräber als Ruhestätte seines Vaters infrage kommen: Sektion III, Reihe
Z, Grab 49 bis 57 sowie 66.

Hierhin wurden die Italiener aus Bensberg umgebettet,
alle aus der Gruppe um Franco Roscinis Vater und alle
ohne Papiere. „Ignoto", unbekannt, steht an den Gräbern.
Der Kontakt zum Hamburger Institut für Rechtsmedizin
bringt die Zusage, den Fall zu übernehmen. Auch die Fi-
nanzierung der Exhumierung und der Bestimmung der
DNA ist gesichert; das italienische Verteidigungsminis-
terium stellt das Geld bereit. Die Identifizierung kann beginnen.

*Wir als Gerichtsmediziner suchen nicht nur Mörder,*
*sondern es gibt auch Opfer, hinter denen eine Familie steht*

*und denen wir helfen können. Es ist auch die Historie, die interessant ist und uns ganz persönlich betrifft. Es geht immerhin um einen Krieg, den Deutschland verursacht hat. Ich verspüre schon so etwas wie eine kollektive Schuld. Nicht vorausgesehen aber habe ich den persönlichen Aspekt. Die Suche Franco Roscinis ist ein bisschen auch unsere geworden.*

Gemeinsam mit zwei besonders engagierten Mitarbeitern aus dem Hamburger Institut, der Anthropologin Eilin Jopp und dem Genetiker Oliver Krebs, beginnt die Exhumierung der Gebeine.

*Da standen wir als vermummte Gestalten um die offenen Gräber, dazu der Nebel und vereinzelte Schneeflocken. Die ersten 50 bis 60 Zentimeter konnten wir mithilfe eines kleinen Schaufelbaggers abtragen lassen, aber danach mussten wir extrem vorsichtig vorgehen. Nun stiegen die Anthropologen in die Gräber und legten auf Knien mit Schaufeln, Kellen und Bürsten die Skelette Knochen für Knochen frei. Die reguläre Anordnung war durch die Umbettung von Bensberg nach Hamburg bereits verändert. Doch wir haben in allen Gräbern jeweils die Knochen gefunden, die zu einem Skelett gehören. Glücklicherweise gab es dort vorher keine anderen Gräber, sonst wären von früher wohl noch alte Knochen unter denen gefunden worden, die uns interessierten. Abgesehen von den Knochen achteten wir auch auf Beigaben beziehungsweise Textilien und Utensilien.*

*Ich habe Franco Roscini an den Gräbern kennengelernt, er hatte seinen Sohn dabei. Er war aufgeregt und nett. Er freute sich riesig, dass wir ihm helfen wollten, und wunderte sich, dass Akademiker im Dreck buddeln. Mehrfach stieg er zu uns ins Grab und umarmte uns. Er bedankte sich sehr, dass wir uns so viel Mühe machen. Wenn man die persön-*

*liche Geschichte erfährt, die dahinter steckt, motiviert einen das noch mehr. Später fuhr er mit uns ins Institut für Rechtsmedizin und ließ sich eine Speichelprobe abnehmen. Er hat mich noch mal umarmt und erneut gebeten, ihm seinen Papa zurückzugeben. Ich sagte ihm, dass das nach unseren Erfahrungen mit DNA wohl gelingen werde.*

Doch bei 70 Jahre alten Knochen ist es nicht selbstverständlich, DNA zu finden und damit einzigartige Merkmale festzustellen. Vater und Sohn schauen schweigend zu, während die Anthropologin vorsichtig gräbt. Obwohl die Knochen vor dieser Exhumierung schon einmal umgebettet worden sind, sind sie in relativ gutem Zustand.

Als Eilin Jopp bei Grab Nummer 55 neben Knochen und Schädel unter anderem zwei Löffel entdeckt, Reste eines Kamms sowie Füller, beginnt Roscini zu weinen. Ähnliche Gegenstände, vielleicht sogar genau diese, haben seinem Vater gehört. Ist dies ein Fingerzeig, dass sie sich der Lösung nähern?

Es dauert noch Wochen, bis die Familie Gewissheit bekommt, dass es sich bei dem Toten wirklich um den Gesuchten handelt. Erst müssen alle Knochen aus den jeweiligen Gräbern vorsichtig gereinigt und auf Verletzungen untersucht werden. Anschließend beginnt für den DNA-Experten Oliver Krebs die schwierige Arbeit, aus den historischen menschlichen Überresten möglichst DNA zu isolieren. Jeder Mensch hat mehrere Billionen Zellen, und in jeder von ihnen ist das gesamte Genom enthalten. Mit etwas Glück gibt es auch bei sehr alten Knochen noch Zellen, aus denen man es herausfiltern kann.

Also sägt Krebs jeweils aus den Oberschenkelknochen der zehn Skelette winzige, nur drei Gramm schwere Stücke heraus. Anschließend werden sie zu feinem Puder zermörsert. Dieses wird mit einer Säure aufgelöst. Wenn noch Zellen zu finden sind, schwimmen sie am Ende oben auf der Flüssigkeit. Sie sind viel zu klein, um sie mit bloßem Auge zu erkennen. Mit einer Art Filter wird die DNA aus der Flüssigkeit gesaugt und in einem speziellen Apparat aufgetrennt. Man benötigt für eine eindeutige Identifizierung nur eine sehr geringe Menge DNA oder Bruchstücke davon. Mit der Polymerase-Kettenreaktion (PCR) kann die vorhandene DNA wieder vermehrt werden. Eine Computersoftware übersetzt die genetischen Merkmale in Zahlenkolonnen, die mit dem DNA-Code eines anderen Menschen verglichen werden, in diesem Fall mit Franco Roscini.

*Die Prozedur dauerte mehrere Wochen. Dann war klar, dass der Tote, den wir suchten, in Grab Nummer 55 lag. Wir nahmen aber noch weitere Tests vor und wiederholten die Analyse, denn es gibt unterschiedliche Methoden, DNA aus Knochen zu isolieren. Schließlich waren wir uns sicher: Das Skelett aus dem Grab gehörte zu Alberto Roscini, mit einer Wahrscheinlichkeit von 99,99994 Prozent. Das bedeutet Gewissheit. Daraufhin haben wir spontan im Institut einen Sekt aufgemacht und auf unseren Erfolg angestoßen.*

*Später konnten wir noch einen zweiten „Ignoto" eindeutig identifizieren und seine Gebeine seiner Familie in Umbrien zurückgeben. Von den übrigen acht Skeletten haben wie jeweils den DNA-Code so aufbereitet, dass eine Identifizierung möglich ist, wenn nachgefragt und Vergleichsmaterial bereitgestellt wird. Schließlich wurden diese acht Toten wieder auf dem Friedhof Hamburg-Öjendorf beerdigt.*

Das Ergebnis des wissenschaftlichen Engagements des Instituts in Sachen Alberto Roscini erfüllte alle mit Freude und Befriedigung, in professioneller wie auch in menschlicher Hinsicht.

Aus der spontanen Umarmung, mit der Franco Roscini den Rechtsmedizinern im Dezember 2014 an den Gräbern auf dem Öjendorfer Friedhof gedankt hat, ist sogar so etwas wie Freundschaft geworden. Der Mann aus Perugia lädt die Hamburger Wissenschaftler ein, in seinen Heimatort zu kommen. Er zeigt ihnen die Dinge, die ihm von seinem Vater geblieben sind, unter anderem dessen Erkennungsmarke des Heeres und ein kleines vergilbtes Foto aus dem Jahr 1941. Es zeigt Alberto Roscini mit seinem damals drei Jahre alten Sohn Franco auf dem Arm. Der Vater muss es all die furchtbaren Jahre des Krieges hindurch, während der Zeit der Gefangenschaft und der Entbehrungen, stets bei sich getragen haben. „Es war", sagt Franco Roscini, „in seiner Brieftasche, als er starb."

Die Hamburger Mediziner werden von dem Italiener auch eingeladen, bei der Gedenkfeier für Alberto Roscini in der Kathedrale von Perugia dabei zu sein. Mehrere Würdenträger der Stadt halten feierliche Reden, die Stimmung ist festlich und würdevoll. Ein kleiner Sarg wird mit einer italienischen Flagge geschmückt, gesegnet und in das Familiengrab der Roscinis gebettet. Und sie erleben den sehr bewegten Sohn, der zusammen mit seiner Familie in der ersten Reihe der Kathedrale sitzt und dem vor Rührung die Tränen in die Augen steigen. Trauer und Glück sind in diesem Moment miteinander verwoben. Trauer um den Vater, der viel zu früh hat sterben müssen, und Freude darüber, dass es ihm mit seiner Hartnäckigkeit gelungen ist, 70 Jahre nach dem Sterben des Seniors seine Eltern im Tod zu vereinen.

Der Zufall will es aber, dass parallel zu diesem bewegenden Erlebnis in Perugia ein finsterer Schatten auf die Reise fällt. Denn kurz zuvor hat Klaus Püschel im Auftrag eines Gerichts einen 93-Jährigen begutachtet und schließlich für verhandlungsunfähig erklärt. Es ist ein bedeutender Mann – im negativen Sinn. Gerhard S. wäre einer der letzten noch lebenden Verantwortlichen gewesen für eines der furchtbarsten Verbrechen der Nazis in Italien. Es waren unvorstellbare Grausamkeiten, die die Deutschen bei dem Massaker von Sant'Anna di Stazzema am 12. August 1944 anrichteten. Etwa 220 Soldaten einer deutschen SS-Einheit stürmten in die Siedlungen und ermordeten mindestens 364 unschuldige Menschen, Männer, Frauen, Kinder, Greise. Ein einzelner Überlebender hat bei diesem Massenmord allein 27 Familienangehörige verloren. So hatten beispielsweise Soldaten der 7. Kompanie rund 120 Menschen auf dem Kirchplatz zusammengetrieben und mit Maschinengewehren auf die Menge geschossen. Wenige Minuten später übergossen sie die Leichen mit Benzin und zündeten sie an.

*Meine beiden neurologischen Fachkollegen und ich haben uns die Entscheidung, dass dieser Mensch wegen fortschreitender Demenz nicht mehr vor Gericht gestellt werden kann, wirklich nicht leicht gemacht.*

Der Rechtsmediziner, als Sachverständiger häufiger in puncto Verhandlungsfähigkeit oder auch Haftfähigkeit gefragt und als professionelle Autorität geschätzt, hat den alten Mann gemeinsam mit einem Neurologen und einer Neuropsychologin begutachtet und mehreren Tests unterzogen. Das Ergebnis war eindeutig: Gerhard S. war nach ihrer Überzeugung dauerhaft verhandlungsunfähig.

*Damit war einer der schlimmsten Schlächter von Italien, der viele Menschen auf dem Gewissen hat, quasi einer gerechten Strafe entkommen. Das hat mich sehr bewegt in Bezug auf die Vergangenheitsbewältigung. Wir als Sachverständige sind gefordert, einen kühlen Kopf zu bewahren und ganz professionell Gutachten zu erstatten. Das muss man von persönlichen Befindlichkeiten und Überzeugungen trennen können. Es gilt beides: Ich verstehe die Italiener, die den Verdächtigen vor Gericht sehen wollten. Aber er ist nun mal alt und zu krank, um ihm den Prozess zu machen. Das hätte viel früher geschehen müssen. Aber das hat die deutsche Justiz versäumt, weil sie so lang keine Anklage erhoben hat.*

Das Gutachten sorgt weit über die Grenzen Deutschlands hinaus für Schlagzeilen. Und natürlich besonders in Italien, wo es just an dem Wochenende bekannt wird, da die Hamburger Mediziner in Perugia der Beerdigung von Alberto Roscini beiwohnen. Es sind widersprüchliche Eindrücke und Reaktionen, die nun aufeinanderprallen. Einerseits wird der Gutachter von nicht wenigen Menschen in Italien als derjenige wahrgenommen, der mitgeholfen hat, dass sich ein für ein Massaker verantwortlicher Kriegsverbrecher nicht vor Gericht verantworten muss. Andererseits gehört er zu den „Guten", weil er einen lange verschollen Geglaubten identifiziert und damit seiner Familie zurückgegeben hat.

*Ich habe damals viel über die Rolle der Deutschen im Zweiten Weltkrieg nachgedacht. Wir haben den Italienern viel Unrecht angetan. Und zugleich gibt es da nun einige Menschen, die wir als ganz besonders enge Freunde betrachten. Ich denke, die meisten Deutschen wissen heute viel zu wenig über die Rolle ihrer Eltern und Großeltern im Krieg. Das gilt leider auch für mich. Meine Vorfahren haben nie darüber gesprochen, und ich habe nicht genug nachgefragt.*

*Jetzt aber, mit der Reise nach Italien, wurden wir sehr direkt und hart mit der Geschichte der italienischen Militärinternierten konfrontiert, einem besonders schmerzhaften und schrecklichen Kapitel der Schuld von Nazi-*

*Deutschland. Durch das Hitler-Regime ist unendliches Leid über viele Völker und Länder gebracht worden. Sich dieser dunklen Seite der Vergangenheit zu stellen, ist ein Imperativ des Hier und Heute und Gebot für jeden aufgeklärten Deutschen.*

*Wie erfüllend und befriedigend ist es, wenn man mit wissenschaftlichem Handwerk und Professionalismus direkte Rückwirkung auf das Schicksal des Einzelnen und die inneren Gefühle seiner Familie erreicht! Dabei treffen die Auswirkungen unserer Arbeit – gleichermaßen anthropologisch und molekularbiologisch, auf dem Friedhof und im Labor – die Menschen mitten ins Herz. Das immer wieder angeführte Motto der Gerichtsmedizin erlangt eine großartige Bedeutung: Mortui Vivos Docent! Von den Toten wollen und können wir lernen für das Leben.*

## Exhumierungen

In der Vorstellung mancher Menschen haftet der Exhumierung etwas Anrüchiges an. Schließlich wird dabei der bereits beerdigte Körper eines Verstorbenen aus seinem Grab geholt. Doch tatsächlich dient die Ausgrabung eines Leichnams der medizinischen oder kriminalistischen Spurensuche. Erfahrene Rechtsmediziner wissen: Exhumierungen lohnen sich „fast immer" und die Ergebnisse sind „auffallend gut".

Exhumierungen werden aus den unterschiedlichsten Gründen vorgenommen. Einer davon ist die DNA-Analyse, um Verwandtschaftsverhältnisse zu klären. In einem Hamburger Fall von Kindstötung ist 25 Jahre nach dem Tod eines Neugeborenen, bei dem seine Mutter nicht hatte ausfindig gemacht werden können, nach neuen Hinweisen eine Exhumierung angeordnet worden. Daraufhin konnte ein Vierteljahrhundert nach seinem Tod eindeutig festgestellt werden, wer die Mutter war.

Häufig ist der Anlass aber auch, dass wenige Tage oder teilweise auch Monate oder Jahre nach einer Bestattung der Verdacht aufkommt, der Verstorbene könnte durch eine nicht natürliche Ursache zu Tode gekommen sein. Hierbei spielen unter anderem Intoxikationen oder ärztliche Behandlungsfehler eine Rolle, oder der Verdacht der Tötung durch fremde Hand, Arbeitsunfälle und Berufskrankheiten. Häufig ordnen Gerichte oder die Staatsanwaltschaft Exhumierungen an. Aber auch beispielsweise Privatpersonen oder Versicherungsgesellschaften können diese beantragen. In solchen Fällen bedarf es der Zustimmung der Angehörigen und des Gesundheitsamts.

Weitere Beispiele: Es hätte nicht viel gefehlt, und ein Verbrecher wäre davongekommen. Ein 55-jähriger Mann wurde tot in seiner Wohnung aufgefunden. Der Leichnam war schon deutlich durch Fäulnis verändert. Die Polizei ging von einem natürlichen Tod aus, es folgte die Erdbestattung. Doch später wurden Aussagen bekannt, nach denen der Mann vor seinem Tod zusammengeschlagen worden sein soll. 55 Tage nach seiner Bestattung wurde er exhumiert und der Leichnam seziert. Dabei wurden unter anderem ein Schädelbruch sowie diverse weitere schwere Verletzungen festgestellt, die Todesursache war ein Schädelhirntrauma. Der Täter konnte ermittelt werden und gestand den Übergriff vor Gericht. Auch bei einem Säugling, der angeblich einem plötzlichen Kindstod erlegen war, ergab eine Exhumierung ein völlig anderes Bild: Er war durch ein Schütteltrauma ums Leben gekommen.

In einem anderen Fall erfolgte die Exhumierung eines Mannes 443 Tage nach seiner Bestattung. Er war im Keller eines Restaurants tot aufgefunden worden. Weil es zunächst keinen Hinweis auf eine unnatürliche Todesursache gab, wurde er begraben. Ein Jahr nach seinem Tod wurde im selben Keller erneut ein junger Mann tot aufgefunden. Bei ihm stellte sich heraus, dass er einer Kohlenmonoxidvergiftung erlegen war. Also wurde der zuvor verstorbene 36-Jährige exhumiert und untersucht. Das Ergebnis: Auch er hatte eine tödliche Kohlenmonoxid-Intoxikation.

Ein Dachdecker, der ein Jahr nach Diagnostizierung eines Bronchialkarzinoms verstorben war, wurde 185 Tage nach seiner Beerdigung exhumiert. Dabei wurden etliche weitere Geschwülste und Metastasen unter anderem an den Lungenflügeln festgestellt. Die Ursache: Der Mann hatte im Laufe seines Arbeitslebens viel mit Asbest zu tun. Schließlich wurde anerkannt, dass eine Berufskrankheit zum Tode geführt hat.

Auch noch Monate oder sogar Jahre nach dem Todeszeitpunkt sind verwertbare Befunde bei Exhumierungen möglich. Noch nach ein bis zwei Jahren können relevante pathologische Organbefunde nachgewiesen werden. Und chronische Erkrankungen, die mit auffälligen Bindegewebsveränderungen einhergehen, sind länger nachzuweisen als Krankheitsprozesse im akuten Stadium. Eine stumpfe Gewalteinwirkung an Weichteilen des Körpers ist nach längerer Liegezeit nicht mehr eindeutig feststellbar. Unmöglich ist in vielen Fällen auch der Nachweis der tödlichen Entgleisung einer Stoffwechselerkrankung, weil Blut-Laborwerte vollständig abgebaut oder verändert sind.

Ob bestimmte Fragestellungen durch eine Exhumierung geklärt werden können, hängt nicht nur von der Dauer ab, die der Leichnam im Grab gelegen hat. Auch andere Faktoren sind dabei von Bedeutung, etwa der Zustand des Leichnams zum Zeitpunkt des Begräbnisses, die Temperaturverhältnisse, Feuchtigkeit, Bodenbeschaffenheit und Sargbeschaffenheit.

# Geheimnisvoller Tod eines Politikers

Der Tod ist das größte, finale Geheimnis. Was nach dem Eintritt des Todes kommt, wissen wir nicht. Manchmal aber sind auch die Umstände des Ablebens eines Menschen noch Jahrzehnte danach mysteriös. Wer wollte Kennedys Tod? Starb Marilyn Monroe wirklich durch eigene Hand? Wir Deutschen erinnern uns auch an einen anderen spektakulären Fall, dessen Umstände bis heute im Dunkeln liegen: den des CDU-Politikers Uwe Barschel. War es Mord oder Suizid? Auch rund dreißig Jahre, nachdem die Leiche des früheren schleswig-holsteinischen Ministerpräsidenten in einem Genfer Hotel entdeckt wurde, gibt es noch immer glühende Anhänger beider gegensätzlichen Theorien.

*Den Umständen eines Todes auf die Spur kommen: Das ist eine der vielen Facetten unseres Berufes. Wie ist ein Mensch gestorben? Warum? Wie können wir auch den betroffenen Hinterbliebenen Gewissheit geben, was genau passiert ist? Über den Fall Uwe Barschel kann ich ganz eindeutig sagen: Die Fakten liegen auf dem Tisch, sie werden aber bekanntlich sehr unterschiedlich interpretiert. Im Fall Barschel gibt es eine schier unendliche Diskussion über die äußeren Umstände und speziell die Frage nach der selbst gewählten oder fremdbestimmten Todesart. Meines Erachtens geht es da mehr um Interessen als um Objektivität. Den toten Dr. Barschel sollte man endgültig ruhen lassen.*

Wer könnte Barschels Tod gewollt haben? So sehr, dass er vor einem Mord nicht zurückschreckt? Dem gescheiterten Kieler Ministerpräsidenten, der in der Nacht vom 10. auf den 11. Oktober 1987 in Zimmer 317 des Hotels Beau-Rivage starb, werden viele politische und wirtschaftliche Aktivitäten, Interessen und auch Konflikte nachgesagt, die ihn in Gefahr hätten bringen können. Er könnte von der Stasi oder gewissen Iran-Contra-Verschwörern in eine Falle gelockt worden sein. Oder er wurde von einer international agierenden Gruppe von Waffenhändlern, vom Mossad oder der CDU gemeuchelt. Für all diese Theorien gibt es Anhänger und Ermittlungsvorgänge.

*Die Art und Weise, wie der prominente Politiker zu Tode kam, entspricht nach meiner rechtsmedizinischen Erfahrung nicht der Vorgehensweise der Täter bei einem organisierten Verbrechen. Sein Tod folgt in seinem Szenarium eher dem Fahrplan von Suizidhilfeorganisationen, wie man dies aus deren Selbstdarstellung heraussuchen kann. Dafür finden sich viele Handlungsanweisungen, ich nenne das Kochrezepte, im Internet. Solche Fälle geschehen gerade in neuerer Zeit häufiger, weil Menschen beim selbst gewählten Ende einem Fahrplan folgen, wie er im Netz vorgegeben ist.*

Uwe Barschel: Schon lange vor seinem mysteriösen Tod in einer Badewanne war er eine Persönlichkeit, die maximale Aufmerksamkeit erregt. Selten steht der rasante Aufstieg eines Politikers einem noch schnelleren Absturz gegenüber wie in diesem Fall. Der 1944 geborene Mann mit den zwei Doktortiteln ist seit 1962 Mitglied der CDU

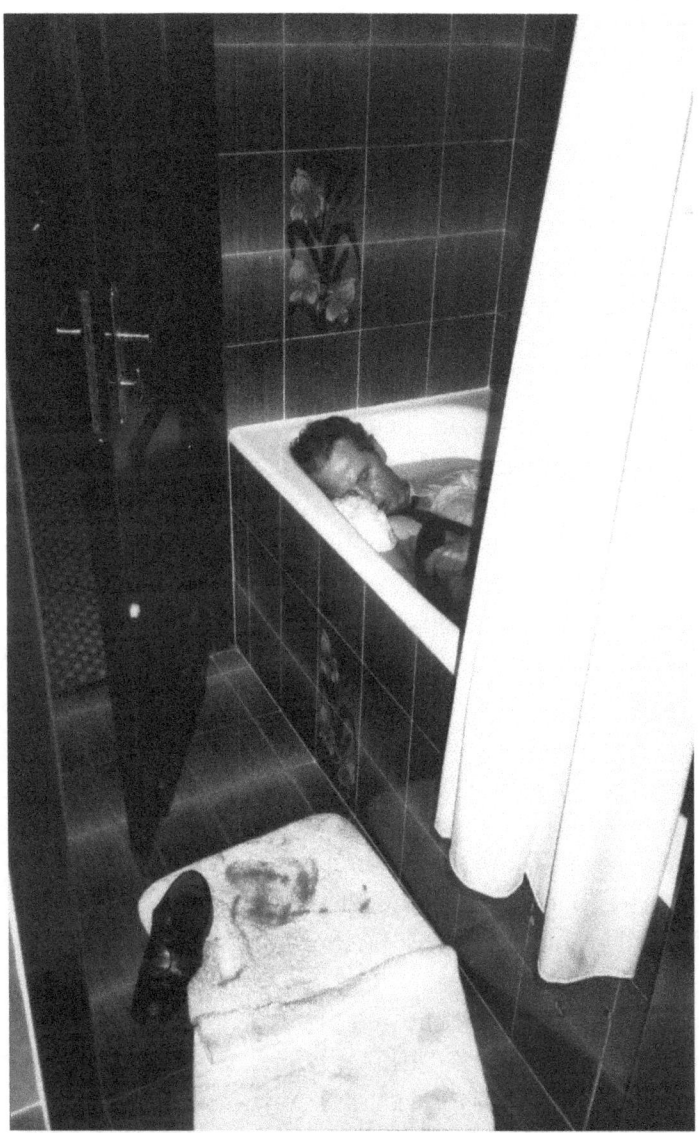

Als der „Stern"-Reporter Sebastian Knauer an die Zimmertür des im Hotel Beau-Rivage residierenden Politikers Uwe Barschel klopft, geht diese auf. Was er dann entdeckt, geht um die Welt. Der ehrgeizige Ministerpräsident des Bundeslandes Schleswig-Holstein liegt tot in der Badewanne. Seither werden immer wieder Spekulationen um die Todesursache laut, obwohl der Fall für die Rechtsmedizin klar ist: Es war ein Suizid.

und schon im Alter von 29 Jahren Fraktionschef im Kieler Landtag. Er ist mit einer entfernten Verwandten aus der Familie des Reichskanzlers Otto von Bismarck verheiratet, Vater von vier Kindern, ehrgeizig, konservativ, ehrenwert – kurz: Er gilt als Mustermann.

So hat die Öffentlichkeit den studierten Juristen lange Zeit wahrgenommen. Ein Mann, den auch ein Flugzeugabsturz, den er als Einziger von vier Menschen an Bord der Maschine schwer verletzt überlebt, nicht bremsen kann. Der nur wenige Wochen später einen anstrengenden Wahlkampf zur Landtagswahl bestreitet und als schleswig-holsteinischer Ministerpräsident mit seinen Ambitionen noch lange nicht am Ziel ist.

Und dann der dramatische Niedergang mit der „Barschel-Affäre" oder dem „Waterkantgate", wie der Skandal auch genannt wird. Ereignisse, die ganz Deutschland erschüttern. Kurz vor der Landtagswahl im September 1987 wird bekannt, dass „Der Spiegel" in seiner nächsten Ausgabe eine sensationelle Story habe: Es werde über eine nach Magazininformationen von Barschel initiierte Verleumdungskampagne gegen seinen Herausforderer, den SPD-Mann Björn Engholm, berichtet. Unter der Überschrift „Barschels schmutzige Tricks" heißt es dann, der Politiker habe versucht, Engholm zu bespitzeln, um ihn zu diskreditieren.

Die Nachricht wirkt sich verheerend auf das Wahlergebnis aus. Die CDU, die vier Jahre zuvor noch die absolute Mehrheit besaß, wird nur noch zweitstärkste Kraft hinter der SPD. Fünf Tage später, am 18. September, gibt Barschel auf einer Pressekonferenz das berühmte Statement ab: „Über diese Ihnen gleich vorzulegenden eidesstattlichen Versicherungen hinaus gebe ich Ihnen, gebe ich den Bürgerinnen und Bürgern des Landes Schleswig-

Holsteins und der gesamten deutschen Öffentlichkeit mein Ehrenwort – ich wiederhole: Ich gebe Ihnen mein Ehrenwort! – dass die gegen mich erhobenen Vorwürfe haltlos sind." Doch dieser Schwur kann ihn nicht retten. Wegen des zunehmenden Drucks aus seiner Partei tritt Barschel schließlich am 2. Oktober 1987 als Ministerpräsident zurück. Neun Tage später dann die Schlagzeile, dass der 43-Jährige unter mysteriösen Umständen gestorben ist.

Ein Reporter des „Stern", Sebastian Knauer, der Barschel zusammen mit dem Fotografen Hanns-Jörg Anders interviewen wollte, hat den Politiker tot und vollständig bekleidet in der Badewanne des Zimmers 317 im Hotel Beau-Rivage in Genf entdeckt. Der Mund knapp oberhalb des Wasserspiegels, die rechte Kopfseite an ein zusammengerolltes Handtuch angelehnt, der oberste Knopf des Oberhemdes abgerissen, an den Händen Waschhautbildung als Zeichen eines längeren Aufenthalts im Wasser. Knauer schießt das Foto des toten Barschel, das um die Welt geht. Die Polizei beginnt mit ihren Ermittlungen.

Wieso war Barschel überhaupt in Genf? Nach seinem Rücktritt war er mit seiner Familie zunächst nach Gran Canaria gereist. Von dort buchte er einen Flug für sich allein in die Schweiz. Laut seiner Witwe Freya Barschel wollte er dort einen Informanten treffen, von dem er sich Entlastungsmaterial und wichtige Fotos in der Bespitzelungsaffäre erhofft habe. Einem Chefermittler, der später die Todesumstände untersucht, erscheint diese Erklärung zwar nicht ausgeschlossen. Genauso gut sei aber möglich, so Generalstaatsanwalt Erhard Rex, dass Barschel schon seinen Suizid geplant habe. Sicher ist, dass der 43-Jährige an jenem Abend aus seinem Hotelzimmer mehrere Telefonate führt. Und fest steht auch, dass er sich eine Flasche

Rotwein bestellt, die ihm ein Kellner wenig später aufs Zimmer bringt. Danach hat niemand mehr Barschel lebendig gesehen. Die Nachricht vom Tod des Politikers schlägt wie eine Bombe ein. Es gibt Eilmeldungen der Agenturen, Radiosender unterbrechen ihr Programm, um die Neuigkeit zu verbreiten.

*Ich erinnere mich noch genau, dass wir als Team der Gerichtsmedizin damals auf der Rückkehr von einer Sektion im schleswig-holsteinischen Heide nach Hamburg waren. Wir hatten eine junge Frau obduziert, die unter mysteriösen Umständen in einer psychiatrischen Klinik verstorben war. Das Ergebnis war überraschend. Sie hatte, retrospektiv gesehen, kaum psychiatrische Probleme. Vielmehr litt sie unter einer Beinvenen-Thrombose, auch als „schwere Beine" bekannt. Letztlich verstarb sie an immer wiederkehrenden kleinen Lungenembolien, das heißt Blutgerinnsel-Einschwemmungen in das Lungenschlagader-System. In ihren letzten Monaten war sie durch ihr Leiden immer weniger körperlich belastbar, und ihre allgemeine Schwäche wurde als Depression interpretiert. Ihre Grunderkrankung wurde überhaupt erst in der Sektion erkannt. Eine gar nicht so selten übersehene Diagnose. Die Frau hätte eigentlich nicht sterben müssen. Die Blutgerinnungsproblematik kann man medikamentös gut behandeln, aber natürlich nicht mit Psychopharmaka.*

*Wir saßen also als Obduktionsteam im Auto und diskutierten noch über ärztliche Fehldiagnosen und die Fehldeutung der äußeren Umstände eines Krankheitsgeschehens. Da hörten wir die Nachricht, dass Uwe Barschel in der Schweiz erschossen wurde und tot in einem Hotel aufgefunden wurde. Das war wirklich die erste Meldung. Im Verlauf der nächsten Stunde gab es dann eine starke Ab-*

*wandlung der Ausgangsnachricht. Die Rede war jetzt vom Ertrinken in der Badewanne. Zusammen mit meinen akademischen Lehrern Prof. Werner Janssen und Prof. Bernd Brinkmann habe ich schon sehr häufig über die äußeren Umstände eines Todes philosophiert. Gemeint ist die Auffindesituation eines Leichnams, die eine erste Blickdiagnose nahelegt, die allerdings völlig falsch sein kann. Denn die äußeren Umstände sind manipulierbar, der Täter oder auch ein Zeuge oder hinzukommende Personen können die Situation verändern. Und möglicherweise versucht auch das Opfer selbst, eine falsche Spur zu legen. Zum Beispiel wird mit einem Verkehrsunfall ein Suizid vertuscht, um etwa eine Versicherungssumme zu erlangen. Oder es wird ein erhängter Suizident aus dem Strick genommen, der Strick abgenommen und der Leichnam ins Bett gelegt. Die Strangmarke am Hals kann man noch durch eine Kinnbinde verdecken. Und der Leichenschauarzt vermutet dann einen natürlichen Tod.*

Im Fall Barschel wird nicht über einen natürlichen Tod spekuliert. Suizid oder Mord, das sind nach Überzeugung aller die einzig wahrscheinlichen Alternativen. Die in Deutschland zuständige Staatsanwaltschaft Lübeck überlässt das Ermittlungsverfahren zunächst den Schweizer Behörden. Bei den polizeilichen Untersuchungen gibt es jedoch Pannen. So stellt die Schweizer Polizei im Hotelzimmer Verpackungen von Medikamenten sicher, die später jedoch unauffindbar sind. Vermutlich wurden sie von den Ermittlern versehentlich entsorgt. Zudem stellt sich die polizeiliche Kamera, mit der der Tatort fotografiert wurde, im Nachhinein als defekt heraus. Die Folge: Alle Bilder sind unscharf. Die einzigen verwertbaren Fotos, die es heute noch vom ursprünglichen Zustand des

Leichnams und des Hotelzimmers gibt, sind die, die der Reporter des „Stern" geschossen hat, unmittelbar nachdem er den toten Barschel in der Badewanne entdeckte. Doch diese Bilder sind nicht weniger aufschlussreich. Sie zeigen unter anderem, dass der Kopf des Politikers oberhalb der Wasseroberfläche ruht. Dass der 43-Jährige nicht etwa ertrunken, sondern durch einen Medikamenten-Cocktail zu Tode gekommen ist, bestätigt sich bei der Sektion, die Schweizer Experten vornehmen.

Bei Barschel werden insgesamt acht Medikamente gefunden. Unter diesen befinden sich das Barbiturat Cyclobarbital, ferner ein Schlafmittel, dazu Diazepam und ein stark sedierendes Antihistaminikum, also ein Mittel, das Übelkeit und Brechreiz verhindern soll. Die Genfer Staatsanwaltschaft geht im Ergebnis davon aus, dass Barschel, der zudem seit 1980 in offenbar immer stärkeren Dosierungen das Beruhigungsmittel Tavor konsumiert hat, alle diese Mittel selbst eingenommen hat. Anschließend, so die Überzeugung der Schweizer Ermittler, hat sich der Politiker bekleidet in die gefüllte Badewanne gelegt, ist dort eingeschlafen und schließlich, nach mehreren Stunden im Wasser, an den stark überdosierten Schlafmitteln gestorben. Im Ergebnis also ein Suizid.

*Die Berichterstattung in den Medien hatte die übliche negative Konsequenz, dass sich in der Folgezeit Suizidfälle in der Badewanne häuften. Über dieses Phänomen habe ich damals eine Doktorarbeit anfertigen lassen. Dabei wurde zum Beispiel überprüft, ob der Auffindeort Badewanne rein statistisch eher für Suizid oder Fremdtötung spricht. Das Ergebnis war ganz eindeutig: In Badewannen werden hauptsächlich Selbstmörder oder plötzliche Todesfälle aus innerer Ursache gefunden. Das sagt natürlich noch nichts darüber aus, wie es im Fall Barschel war.*

*Selbstverständlich gibt es auch Opfer von Tötungsdelikten, die in der Badewanne entdeckt werden, gelegentlich sind sie auch nur dort abgelegt worden. Geprüft haben wir unter anderem, ob die Tatsache, dass eine Person bekleidet in der Wanne gefunden wird, ein Hinweis darauf ist, dass Gewalteinwirkung von fremder Hand vorliegt oder ob eventuell auch Suizidenten bekleidet ins Wasser gehen. Die Antwort war ganz eindeutig: Findet man in gefüllter Wanne eine bekleidete oder teilbekleidete Person, dann spricht dies eher für ein suizidales Geschehen. Ich interpretiere das so, dass Menschen mit Selbstmordabsichten offensichtlich nicht gern entblößt gefunden werden.*

Untersuchungsergebnis hin, Studie her: Jedenfalls sind Barschels Witwe Freya und sein Bruder Eike überzeugt, dass die Schlussfolgerung, es handele sich im Fall Barschel um Suizid, nicht stimmen könne. Sie wollen „weiterhin nach der Wahrheit forschen", wie sie betonen.

*Die Familie wollte nach Bekanntwerden der Schweizer Ergebnisse unbedingt eine zweite wissenschaftliche Meinung einholen und die Grundlage dafür durch eine Nachsektion schaffen, also eine zweite Leichenöffnung. Die Frage war, welche Experten über besonders umfangreiche Erfahrungen mit solchen Nachsektionen und Nachbegutachtungen verfügen. Die Wahl fiel auf Prof. Janssen in Hamburg, der sich schon wiederholt als Mann für diffizile Fälle herausgestellt hatte, etwa bei Untersuchungen im Zusammenhang mit der Baader-Meinhof-Gruppe und mit Todesfällen an der innerdeutschen Grenze. Werner Janssen weilte gerade im Ausland, als die Nachfrage der Familie Barschel uns hier in Hamburg erreichte. Er war sofort bereit, für die Sektion nach Hamburg zurückzukommen. Der Leichnam von Uwe Barschel wurde deswegen aus der Schweiz ins Institut für Rechtsmedizin am UKE gebracht. Dann haben wir, das heißt Janssen, der Toxikologe Achim Schmoldt und ich als Oberarzt, die Nachsektion durchgeführt. Als spezielle Vertrauensperson der Familie Barschel war ein weiterer Rechtsmediziner aus Kiel dabei.*

*Ich darf sagen, wir waren ein sehr gutes Team. Mein Kollege Schmoldt war seinerzeit für mich der beste Toxikologe überhaupt. Und ich selbst habe als Leitender Oberarzt alle Untersuchungsmaßnahmen koordiniert und dokumentiert. Wie muss man sich eine derartige Nachsektion vorstellen? Nach Abschluss der Leichenöffnung werden die inneren Organe in den Körper zurückgegeben, abgesehen von den Gewebeteilen und Körperflüssigkeiten, die für weiterführende mikroskopische und chemisch-toxikologische, möglicherweise auch DNA-technische und sonstige molekular-biologische oder biochemische Untersuchungen benötigt werden.*

*Im Fall von Barschel hatten die Schweizer Rechtsmediziner Material für derartige Untersuchungen zurückbehalten. Nicht benötigte Rückstellproben haben sie für die Untersuchungen in Hamburg zur Verfügung gestellt. Die Schweizer hatten eine routinemäßige Sektion mit den vorgeschriebenen Untersuchungen aller innerer Organe durchgeführt. Das Untersuchungsausmaß haben wir im Rahmen der Nachsektion erheblich ausgedehnt und unter anderem auch sämtliche Hautpartien, Weichteile und Knochen auf Verletzungen überprüft.*

*Ich bin mir sicher, dass uns auch nicht die kleinste Verletzung entgangen ist. Auch das Ausmaß der chemisch-toxikologischen Untersuchungen haben wir unter Berücksichtigung der Schweizer Untersuchungsergebnisse noch einmal stark ausgeweitet.*

Bei Barschel wird erneut ein ganzer Medikamenten-Cocktail nachgewiesen, einerseits Psychopharmaka, andererseits auch weitere Substanzen in tödlicher oder potenziell tödlicher Konzentration. Ein sehr langes Protokoll, Ergebnis der neuerlichen Untersuchung des Leichnams in Hamburg, ergibt, dass zweifelsfrei „todesursächlich" das Schlafmittel Cyclobarbital und die Beruhigungstabletten Pyrithyldion gewesen sind.

*Der Brechreizhemmer Diphenhydramin und das Neuroleptikum Perazin haben die Wirkung verstärkt. Eine versehentliche Überdosierung bei einem bewusstseinsklaren Menschen ist angesichts der nachgewiesenen Substanzmengen nicht denkbar; ebenso unwahrscheinlich ist die Möglichkeit einer unbemerkten Beibringung.*

Die Auffindesituation in der Badewanne war zudem vereinbar mit diesbezüglichen Hinweisen von Sterbehilfeorganisationen, die eine gestaffelte Medikamenteneinnahme vorschlagen: erst ein Mittel zur Entspannung und zum Verhindern eines Erbrechens, dann die tödliche Substanz.

*Darüber hinaus waren ausdrücklich kombinierte Einwirkungen beschrieben, um sicherzugehen. Dazu gehört insbesondere, sich in die mit Wasser gefüllte Badewanne zu legen, um zusätzlich einen Ertrinkungsvorgang herbeizuführen. Zum Untersinken des Körpers von Barschel ist es allerdings nicht gekommen. Man sieht auf dem berühmten Foto, dass die Atemöffnungen über der Wasseroberfläche liegen. Ertrinkungsbefunde wurden nicht erhoben. Uwe Barschel hat noch stundenlang im Wasser gelegen. Er hat im komatösen Zustand, gewissermaßen im Sterben, noch eine Bronchitis und eine beginnende Lungenentzündung entwickelt.*

Das Ergebnis dieser ausgesprochen gründlichen Untersuchung, detailliert aufgeführt auf 55 Seiten, wird der Familie mitgeteilt. Die Untersuchungsbefunde und

Schlussfolgerungen der Hamburger Rechtsmedizin werden später zuerst scheibchenweise in verschiedenen Medien und dann auch zusammenhängend öffentlich gemacht. Erhard Rex, Generalstaatsanwalt von Schleswig-Holstein, veröffentlicht eine Dokumentation, der Leiter der Lübecker Staatsanwaltschaft und Chefermittler in Sachen Uwe Barschel, Heinrich Wille, publiziert ein Buch. Auch Rechtsmediziner aus Lübeck und München untersuchen die Asservate nochmals und veröffentlichen Berichte.

Doch auch schon lange vor dem Erscheinen dieser Veröffentlichungen werden Erkenntnisse aus der Hamburger Expertise lanciert, mit denen Vertreter der Mordtheorie ihren Standpunkt zu untermauern versuchen. Bei der Nachobduktion seien zum Beispiel „zwei weitere Hämatome entdeckt worden, am Hinterkopf und am Rücken Barschels". Unterschiedliche Autoren schreiben daraufhin, die Verletzungen seien „Zeichen äußerer, unnatürlicher Gewalteinwirkungen", zum Beispiel mit einem Sandsack, und führten zur Bewusstlosigkeit des Politikers durch Schläge auf den Kopf. Die Schweizer Mediziner hätten diese Verletzungen übersehen und folglich geschlampt.

*Aus unserem Gutachten geht ganz klar hervor, dass diese Verletzungen erst nach dem Tod entstanden sind, durch die Präparation sowie bei der anschließenden Lagerung und beim Transport des Leichnams. Wir haben das bekanntgegeben, um wilden Spekulationen entgegenzuwirken, und haben damit nur eindeutige Fehlinterpretationen und Falschmeldungen zurechtgerückt. Die ursprüngliche Veröffentlichung der Ergebnisse kam definitiv nicht von unserer Seite.*

Gleichwohl bekommen die Befürworter der Mordthese Unterstützung. Sie haben schon lange Zweifel an der

Version, dass es ein Suizid war, vor allem weil es am Tatort eine unklare Spurenlage gab. So ist unter anderem nach dem Tod des Politikers die Flasche Wein unauffindbar, die Barschel am Abend beim Zimmerservice bestellt hat. Zudem wird im Flur des Hotelzimmers ein ausgerissener Hemdknopf gefunden, in allen vier Knopflöchern befinden sich noch Garnreste. Auch die Position von Barschels Schuhen, die in getrennten Räumen stehen, einer geschnürt, einer nass und offen, erscheint auffällig. Und schließlich wird bei der Obduktion der Leiche ein Hämatom auf der rechten Stirnseite festgestellt, von dem es heißt, es könnte durch Gewaltanwendung entstanden sein. Ein Schweizer Gutachter weist jedoch darauf hin, Ursache für diese oberflächliche Verletzung am Kopf Barschels könnte ein Krampf während des Komas gewesen sein.

Und auch für alle anderen angeblichen Ungereimtheiten gibt es nach Überzeugung von erfahrenen Ermittlern plausible Erklärungen, die jedenfalls nicht gegen Suizid sprechen. Auch mögliche Motive im Sinne von Ehrverlust, verlorenem Einfluss und Ansehen scheinen denkbar, es gibt dafür jedoch nach Überzeugung der Ermittlungsbehörden keine stichhaltigen Ansätze. Dies gilt zum Beispiel für Gerüchte, Barschel habe komplizierte Geschäftsbeziehungen in den Nahen oder Mittleren Osten gehabt und habe auch im Waffenhandel mit dem Iran eine Rolle gespielt. Ein ehemaliger Agent des israelischen Geheimdienstes Mossad hat behauptet, Barschel sei Opfer eines Mossad-Tötungskommandos gewesen. Und wieder andere haben wegen zahlreicher Reisen des Politikers in die damalige DDR spekuliert, er könnte sich die Stasi zum Feind gemacht haben – was ebenfalls nicht belegt wird.

Dennoch nährt der reichliche Medikamenten-Cocktail, der in Barschels Magen, Blut und Urin nachgewiesen worden ist, die Spekulationen, östliche Geheimdienste könnten seinen Tod mit verursacht haben. Denn eines dieser Präparate gab es seit Jahren nicht mehr in Westeuropa zu kaufen. Doch Barschel ist, wie Ermittlungen unter anderem über die letzten Tage seines Lebens ergeben, durchaus kreativ darin gewesen, sich stattliche Mengen von Medikamenten zu verschaffen. Er hat schon lange diverse Beruhigungs- und Schlafmittel konsumiert, unter anderem offenbar immer stärkere Dosierungen von Tavor, ein Medikament mit angstlösender und sedierender Wirkung. Sein dramatischer Flugzeugabsturz in Lübeck wenige Monate vor seinem Tod mag diesen erheblichen Konsum verstärkt haben. Auch an dieser Medikamentensucht liegt es, dass unterschiedliche Theorien von Wissenschaftlern über die Reihenfolge und zeitlichen Unterschiede, in denen die einzelnen Präparate eingenommen wurden, zu Diskussionen führen.

Und so wird ein Ermittlungsverfahren gegen Unbekannt wegen des Verdachts des Mordes an Barschel, das 1993 auf Betreiben der Barschel-Familie eröffnet wird, fünf Jahre später schließlich eingestellt. Die Begründung der Staatsanwaltschaft: „Erfolgversprechende Ermittlungsansätze wurden nicht mehr gesehen."

Bis dahin haben sich neben den Schweizer Rechtsmedizinern und dem Hamburger Team um Janssen und Püschel auch danach noch weitere rechtsmedizinische Experten des Falles angenommen. Zweifel am Selbstmord Barschels werden insbesondere vom Zürcher Toxikologen Prof. Hans Brandenberger geäußert, den die Familie Barschel mit einer weiteren Begutachtung betraut hat. Der Experte hat alle Untersuchungsergebnisse und die restlichen Asservate zur Verfügung gestellt bekommen. Die nachgewiesenen Drogenkonzentrationen hat Brandenberger bestätigt.

*Von Prof. Brandenberger wurde allerdings geäußert, eine der nachgewiesenen tödlichen Drogen, Cyclobarbital, ein stark wirksames Schlafmittel aus der Gruppe der Barbiturate, sei zeitlich gesehen erst deutlich später eingenommen worden als die anderen Substanzen. Seiner Meinung nach konnte man die Konzentrationsverhältnisse nur erklären, wenn diese Substanz nachträglich aufgenommen wurde, zeitlich deutlich abgesetzt von anderen Substanzen, die da schon weitgehend resorbiert waren. Prof. Brandenberger behauptete, Uwe Barschel müsse da schon bewusstlos gewesen sein, und schlussfolgerte, man habe dem Bewusstlosen das letztlich tödliche Gift nachträglich mittels Magensonde zugeführt. Wobei es von den Sektionsbefunden her keine Anhaltspunkte gab, dass es jemals eine Magensonde gegeben hat. Da haben Andere von uns beschriebene Magenschleimhautveränderungen willkürlich und ohne Sachverstand fehlinterpretiert.*

Nach Überzeugung der anderen hiermit befassten Toxikologen aus Genf, Hamburg, aus Lübeck und München können die Konzentrationsverhältnisse der nachgewiesenen Substanzen im Blut, im Mageninhalt und im Urin allerdings durchaus auch so erklärt werden, dass Barschel die Einnahme selbst zeitlich gestaffelt hat – wie von Sterbehilfeorganisationen empfohlen.

Prof. Werner Janssen hat das später folgendermaßen beschrieben: „Es war Suizid", sagte Janssen in der Wochenzeitung „Die Zeit". „Für eine andere Annahme gab es keine Anhaltspunkte." Die Sektion habe sechs bis acht Stunden gedauert, erinnert sich der heute 91-Jährige: „Dreimal so lange wie üblich."

Die Vielzahl der detaillierten Untersuchungen werden von noch mehr Literatur ergänzt. Der Fotograf des berühmten Fotos, Sebastian Knauer, hat Originaldokumente abgedruckt. Der damalige ermittelnde Oberstaatsanwalt Heinrich Wille gibt ebenfalls nach seinen eigenen Worten einen „präzisen detaillierten Bericht" über die Untersuchung der Beweismittel als „Chefermittler". Später veröffentlicht er das Buch: „Ein Mord, der keiner sein durfte". Auch der damalige Generalstaatsanwalt des Landes Schleswig-Holstein, Erhard Rex, hat eine ausführliche Dokumentation des Barschel-Verfahrens herausgegeben. Er sagte dazu: „Alle unsere Befunde sind in diesen Publikationen veröffentlicht worden. Mysteriöse Mordtheorien brechen bei nüchterner Betrachtung zusammen. Der Tod von Dr. Uwe Barschel bleibt rätselhaft. Es kommt auf Fakten an, keine Interpretationen." Mit dem Fall befasste Psychiater haben seinerzeit den Tod Barschels als klassischen Suizid eines gescheiterten, schwer narzisstischen Menschen in einer ausweglosen Situation bezeichnet.

Doch an dem Fall Barschel scheiden sich bis heute die Geister. Unmengen von Akten bei Medizinern, Dissenzen bei einzelnen Staatsanwälten, ob die Ermittlungen weiter voranzutreiben oder abzuschließen seien, Kriminalisten, die in etlichen Büchern unterschiedliche Theorien verfechten – Reibungspunkte gibt es bis heute, und es wird sie womöglich immer weiter geben.

*Wie bei John F. Kennedy oder Marilyn Monroe gibt es immer wieder Todesfälle, bei denen der Tod auch noch nach Jahrzehnten in der Grauzone bleibt. Man überlegt, ob es neuere Untersuchungsmöglichkeiten geben kann, die Licht in das Dunkel bringen. Im Fall Barschel sehe ich dies nicht, weil keine Spuren oder Überreste vorhanden sind, die noch mit neueren Methoden gründlicher untersucht werden können. Und die Fakten sprechen für sich.*

*Für einen Rechtsmediziner zählen als eindeutige Beweismittel nur die Fakten, für mich vor allem die eigenen Sektionsergebnisse, mikroskopische Untersuchungsbefunde und Laboranalysen. Die sonstigen äußeren Umstände eines Falls sind manipulierbar und interpretierbar. Die Zeugenangaben aus dem persönlichen Nahbereich sind unter Umständen subjektiv gefärbt. Und sonstige Spekulationen, zum Beispiel über politische Verwicklungen, verwischen den Blick für das wesentliche Ergebnis der Sektion und der toxikologischen Analytik.*

## Todesfälle in der Badewanne

Die Badewanne ist ein für Laien ungewöhnlicher, für Kriminalbeamte und Rechtsmediziner aber gar nicht so seltener Leichenfundort. Das Spektrum der möglichen todesursächlichen Geschehensabläufe ist bei dieser Auffindesituation besonders breit: War es ein natürlicher Tod? War es Unfall, Suizid, Tötung oder das Ablegen eines Leichnams nach Todeseintritt an einem anderen Ort?

Kriminalgeschichtlich bekannt geworden ist der spektakuläre Fall des sogenannten Badewannenmörders, Heiratsschwindlers und Versicherungsbetrügers Smith, der zwischen 1912 und 1914 seine drei Ehefrauen auf ähnliche Weise in der Badewanne ertränkte.

Das Badezimmer wird als der Raum mit der höchsten Unfalldichte eines Hauses überhaupt bezeichnet. Auch als Ort für den Suizid hat die Badewanne eine besondere Bedeutung. Nach dem Tod von Uwe Barschel wurde unmittelbar darauf im Raum Hamburg ein Anstieg der Suizidfälle in der Badewanne verzeichnet.

In einer Studie der Hamburger Rechtsmedizin wurden von 245 Todesfällen an diesem Ort 27 Prozent als natürlicher Tod klassifiziert, 31 Prozent als Suizid, 16 Prozent als Unfall, fünf Prozent als Tötung. 21 Prozent blieben ungeklärt. Bei den natürlichen Todesfällen war der plötzliche Herztod die häufigste Ursache. Bei den Suiziden dominierte die Schlafmittelvergiftung. Die Klassifizierung als Suizid kann auch durch ergänzende Ermittlungsbefunde wie Abschiedsbriefe oder eindeutige Suizidankündigungen bestätigt werden. Bei den Suizidmotiven dominieren Depressionen, familiäre Probleme sowie Krankheiten.

Bei den Unfällen handelte es sich meist um Kohlenmonoxid-Intoxikation oder Stromtod. Bei den Tötungsdelikten waren es überwiegend Fälle, in denen ein vorher getötetes Opfer in der Badewanne abgelegt wurde. Der ominöse Fön in der Badewanne hat heutzutage eher anekdotische Bedeutung. Moderne Haustechnik mit Sicherung durch FI-Schalter verhindert normalerweise einen relevanten Stromfluss durch den Körper.

Bei Todesfällen in der Badewanne ist die Frage, ob es zu einem Ertrinkungsvorgang gekommen ist oder ob der Tod ohne Einatmen von Wasser eingetreten ist. Sowohl natürliche Ursachen wie Herzinfarkt oder epileptischer Anfall als auch nicht-natürliche Ursachen, etwa durch Alkoholbeeinflussung, können einen Bewusstseinsverlust verursachen, währenddessen der Körper unter die Wasseroberfläche sinkt und Wasser eingeatmet wird. Durch die besondere Lage des Körpers in der mit Wasser gefüllten Badewanne tritt der Ertrinkungstod in diesen Fällen sekundär nach dem Bewusstseinsverlust ein.

## Nachsektion

Die gerichtliche Leichenöffnung, gleichermaßen gebräuchliche medizinische Fachausdrücke hierfür sind
Sektion, Obduktion oder Autopsie, ist in der Strafprozessordnung geregelt (§ 87 StPO). Sie wird auf Antrag der
Staatsanwaltschaft vom Richter angeordnet. Durchgeführt werden gerichtliche Obduktionen immer dann,
wenn fremdes Verschulden am Tod eines Menschen in
Betracht kommt. Um zuverlässige medizinische Feststellungen treffen zu können, sollten strafprozessuale Obduktionen stets möglichst rasch durchgeführt werden.
Die gerichtliche Obduktion wird von zwei Ärzten vorgenommen, von denen einer Facharzt für Rechtsmedizin
sein muss. Bei der äußeren und inneren Besichtigung des
Leichnams sind sämtliche Befunde, die diagnostisch oder
rekonstruktiv von Bedeutung sein könnten, detailliert zu
beschreiben. Hinsichtlich Inhalt und Umfang der Obduktion sind nationale und internationale Leitlinien zu beachten. Diese werden keineswegs immer befolgt.

Gelegentlich kommt es vor, dass nach einer Sektion
noch Fragen offen bleiben bzw. nachträglich Zweifel an
der Vollständigkeit der Sektion oder der Richtigkeit erhobener Befunde genährt werden. In einer solchen Situation kommt eine zweite Obduktion in Betracht, auch
Nachsektion genannt. Diese Obduktion wird dann in der
Regel von Rechtsmedizinern in einem anderen Institut
durchgeführt. Die Auftraggeber erwarten ein anderes Untersuchungsergebnis und andere Schlussfolgerungen als
nach der ersten Sektion. Die Interessenlage des Auftraggebers an der Einschätzung der Todesursache oder von
Umständen des Todes wird von den jeweiligen (Partei-)
Gutachten durchaus speziell berücksichtigt.

In Deutschland werden Nachsektionen vergleichsweise selten durchgeführt, weil die Befunde der als unabhängig und unparteiisch geltenden Rechtsmediziner an den Universitätsinstituten zumeist akzeptiert werden. Dennoch gibt es in Einzelfällen Nachsektionen sowohl für die Staatsanwaltschaften als auch für Rechtsanwälte, Berufsgenossenschaften, Parteien in Zivilprozessen und Privatleute, manchmal auch im Ausland.

In Großbritannien ist dieses Instrument einer zweiten Sektion, einer Nachsektion, durchaus geläufiger. Es kommt in England vergleichsweise oft vor, dass ein von der Verteidigung beauftragter Sachverständiger eine nochmalige Sektion des bereits durch den Rechtsmediziner der Staatsanwaltschaft obduzierten Leichnams durchführt und dann auch seine (unter Umständen differierenden) Befunde im Prozess vertritt. Man muss allerdings feststellen, dass die Ausgangslage für die Nachsektion deutlich schlechter ist, da die Leichenveränderungen fortgeschritten und durch die Erstsektion alle Befunde stark verändert sind. Im Fall Barschel war die Befunderhebung im Rahmen der Nachsektion vergleichsweise wenig beeinträchtigt.

# Das Leiden
# eines kleinen Mädchens

Ein verhaltenes Lächeln, ein scheuer Blick aus großen dunklen Augen. Unsicherheit steht dem kleinen Mädchen ins Gesicht geschrieben. Darf ich einen Moment unbeschwert spielen? Ein Tanz mit der Puppe im Arm, Plantschen im Wasser – es sind die letzten Aufnahmen, die es von der Dreijährigen gibt. Ein vergnügtes Kind, so scheint es, ein Mädchen, das Lebensfreude verspürt. So wie es sein sollte.

Doch die kurzen Handyfilmchen, aufgenommen von der Mutter mit ihrem Smartphone, zeigen eine trügerische, eine falsche Idylle. Hinter der scheinbar fröhlichen Fassade verbergen sich unfassbare Qualen und Ängste. Sehr wahrscheinlich schmerzt in diesem Moment schon nahezu jede Partie des kleinen Körpers, ist die Furcht des Mädchens vor plötzlichen Attacken groß. Yagmur hat immer wieder Momente der Misshandlung erfahren. Nur knapp drei Wochen nachdem die Aufnahmen von dem tanzenden Kind entstanden sind, ist die Dreijährige tot. Geschunden von ihrer eigenen Mutter, immer wieder malträtiert, bis der kleine Körper aufgeben hat.

*Zum Schluss ist das Kind einfach zusammengebrochen,*

*nachdem es sehr gelitten hat. Ein Mädchen, das viel zu früh starb. Chancenlos, wehrlos, schutzlos.* Der Fall der getöteten Yagmur, die Ende 2013 in der Wohnung ihrer Eltern starb, hat Hamburg erschüttert. Er hat in besonders dramatischer Weise das Ausgeliefertsein eines Kindes an die Menschen gezeigt, die es eigentlich lieben und vor allem Übel beschützen sollten. Und er hat gezeigt, dass ein sehr junger Mensch, für dessen Wohl mehrere Aufsichtsbehörden sorgen sollen, aufgrund einer unglücklichen Häufung von Versäumnissen, Fehlentscheidungen und Nachlässigkeiten durch das Sicherheitsnetz rutschen kann und einen tragischen Tod stirbt.

Yagmur ist mit ihrem erschütternden Schicksal nicht allein. Es gibt erschreckend viele Kinder, deren viel zu früher Tod die Gesellschaft aufwühlt und den drängenden Wunsch aufkommen lässt: So etwas darf nie wieder geschehen! Und doch passiert es wieder. Die in einem von ihren Eltern als Dunkelzelle hergerichteten Zimmer eingekerkerte Jessica, die im Alter von sieben Jahren schließlich verhungert; der vielfach misshandelte Kevin, der tot in einem Kühlschrank gefunden wird; die vollkommen vernachlässigte Michelle, die, eingeschlossen in ihrem Kinderzimmer, an den Folgen eines schweren Infekts stirbt und deren Eltern den Tod der Zweijährigen erst einen Tag später bemerken; die extrem unterernährte Lara-Mia, deren ausgemergelter Körper im Alter von neun Monaten aufgibt; und die totgeprügelte Yagmur – diese Beispiele sind nur einige der extremen Fälle von Kindesmisshandlung und Vernachlässigung.

*Die Dunkelziffer ist hoch, und doch ist der Tod von Yagmur ein sehr ungewöhnlicher und schwerwiegender Fall. Wir haben 83 äußere Verletzungen bei der Obduktion fest-*

*gestellt. Darüber hinaus waren nahezu alle Organe der Dreijährigen schwer durch Gewalt geschädigt. In Bezug auf Anzahl und Art der Gewalteinwirkungen ist das extrem, diese sehr zahlreichen Verletzungen an Kopf und Körperkern, die massive, wiederholte stumpfe äußere Gewalteinwirkung. Dieses Kind hat immer wieder erhebliche Schmerzen davongetragen.*

Ende 2014 wird die Mutter der zu Tode geprügelten Dreijährigen vom Hamburger Schwurgericht zu lebenslanger Freiheitsstrafe wegen Mordes verurteilt. Gegen den 26 Jahre alten Vater verhängt die Kammer viereinhalb Jahre Haft unter anderem wegen Körperverletzung mit Todesfolge durch Unterlassen, weil er seine Tochter nicht vor seiner hoch aggressiven Frau geschützt hat. Das Gericht ist überzeugt, dass es ausschließlich die Mutter gewesen ist, die die Tochter mit Schlägen, Kniffen und Tritten gequält hat, mit immer weiter zunehmender Gewalt, und ihr damit unermessliches Leid zugefügt hat.

„Sie hat ihr Kind grausam getötet", sagt der Vorsitzende Richter in der Urteilsbegründung. Äußerlich teilnahmslos nimmt die 27-Jährige die Entscheidung zur Kenntnis, ihre Augen sind dunkel umschattet, das Gesicht, hinter einer Hand verborgen, ist zur Maske erstarrt. Fast ebenso regungslos blieb sie knapp ein Jahr zuvor, als der Tod ihrer Tochter festgestellt worden war. Die Frau „weinte ein bisschen" und sei zum Rauchen auf den Balkon getreten, gab eine Notärztin, die versucht hatte, das Leben des Kindes zu retten, später zu Protokoll. Auch während der Reanimierungsversuche sei „keine emotionale Bestürzung" bei der Mutter erkennbar gewesen. Der Kammervorsitzende formuliert es in der mündlichen Urteilsbegründung so: Die Mutter habe „dem Tod Yagmurs gleichgültig gegenübergestanden".

Gleichwohl gibt es in dem Prozess Momente bei beiden angeklagten Eltern, in denen Emotionen hochkochen. Es sind eben jene kurzen Handyaufnahmen von der fröhlichen Yagmur, im Gerichtssaal groß gezeigt, die eine gefühlsgeladene Konfrontation zwischen Vater und Mutter auslösen. Der Mann springt aufgebracht von seinem Stuhl auf. „Du hast sie umgebracht! Warum weinst du?", schreit der 26-Jährige seine Noch-Ehefrau an. Und die Mutter zischt zornig zurück: „Du mit deinen Drohungen. Jetzt zeigst du dein wahres Gesicht."

Feindliche Blicke und böse Anschuldigungen. Einige Tage später, als im Prozess Bilder der toten Yagmur auf dem Sektionstisch gezeigt werden, Bilder ihres mit Verletzungen übersäten kleinen Körpers, bleiben die Gesichter der Eltern abgewandt, ihre Mienen unergründlich, kein Laut entweicht ihren Mündern. Es ist, als hätten die beiden einen Panzer um ihre Gefühle gelegt.

*Bei den Tausenden Gewaltopfern, die ich untersucht habe, waren auch sehr viele Kinder dabei. Im grellen Licht des Sektionsraums werden die Verletzungen genau vermessen, protokolliert, analysiert und gezählt, konzentriert und mit der üblichen Professionalität, die jede derartige Untersuchung erfordert. Persönliches muss in dieser Situation vollständig und grundsätzlich zurückstehen. Bei der Arbeit bin ich emotional nicht weiter durchlässig. Emotionale Aspekte kommen eventuell später zum Tragen, am ehesten, wenn ich abends mit meiner Frau und meinen erwachsenen Kindern darüber rede. Oft wird mir die Frage gestellt, wie es mir gelingt, Gefühle bei der Arbeit auszublenden. Ich hatte auch schon mehrfach Obduktionen bei Arbeitskollegen, guten Bekannten und auch Freunden durchzuführen. Eine objektive Befundgebung gelingt mir dabei durchaus. Doch hinterher, wenn die Arbeit erledigt ist, bin ich total sauer, dass ein nettes, fröhliches und liebenswertes Kind das Opfer des Ärgers und der Unzufriedenheit der Eltern wurde. Kinder werden benutzt, um Dampf abzulassen. Ich bin wütend, dass junge Menschen, die eine tolle Entwicklung nehmen könnten, stattdessen als Fußabtreter missbraucht werden, und dass Erwachsene so brutal sein können.*

Als Yagmur zur Welt kommt, ist ihre Mutter gerade 23 Jahre alt. Sie gilt als das schwarze Schaf der Familie, hat keinen Schulabschluss und keinen Beruf. Aber sie hat zu dem Zeitpunkt schon einen drei Jahre alten Sohn, der bei den Großeltern aufwächst. Ihr ein Jahr jüngerer Mann und Vater von Yagmur arbeitet als Gabelstaplerfahrer. Das Paar gibt die gemeinsame Tochter direkt nach der Geburt in behördliche Pflege. Yagmur kommt zu einer Pflegemutter, die sich liebevoll um das Mädchen kümmert. Von Beginn an ist es jedoch das Ziel der Behörden, das Kind so bald wie möglich den leiblichen Eltern zurückzugeben. Dazu werden immer wieder Besuche von Mutter und Vater vereinbart. Später werden diese Besuche ausgeweitet, Yagmur bleibt nun auch über Nacht bei ihren Eltern.

Nach diesen Aufenthalten bei Mutter und Vater fallen der Pflegemutter zunehmend Verletzungen an dem Kind auf. Die 40-Jährige stellt die Mutter zur Rede, die jedoch immer wieder scheinbar plausible Erklärungen für die Hämatome und Schürfwunden hat. Yagmur sei gefallen und in der Badewanne ausgeglitten oder beim Spielen versehentlich von ihrem Halbbruder verletzt worden, behauptete sie. Zunehmend wirkt das Kind panisch, wenn die Eltern sie bei der Pflegemutter abholen wollen.

Nach einem mehrtägigen Aufenthalt bei den Eltern über Weihnachten 2012 geht es dem Mädchen sehr schlecht. Es hat mehrere Schürfwunden und Hämatome und wirkt apathisch. Im Krankenhaus wird bei ihr eine

akute Entzündung der Bauchspeicheldrüse festgestellt.
Nur wenige Wochen später wird Yagmur erneut schwer
verletzt ins Krankenhaus eingeliefert. Sie hat eine potenziell lebensgefährliche Hirnblutung und muss notoperiert
werden. Gegen die Eltern wird eine Anzeige wegen massiver Verletzungen im Bereich von Kopf und Oberbauch
erstattet. Die Mutter erklärt, dass die schwere Kopfverlet-
zung des Kindes bei einem Sturz in der Badewanne entstanden sei. Das Mädchen wird von den Behörden in ein
Kinderschutzhaus gebracht. Wie es der Kleinen zu diesem
Zeitpunkt geht, bringt eine Erzieherin im Prozess auf den
Punkt: „Sie war ein Häuflein Elend.“

Doch die damals Zweijährige erholt sich von ihrem
Leiden, wird lebhaft und fröhlich. Nach etwa drei Monaten wird den Eltern gestattet, ihre Tochter im Kinderschutzhaus zu besuchen, nach weiteren drei Monaten
können sie Yagmur mit nach Hause nehmen. Etwa einen
Monat lang geht das Mädchen nun in einen Kindergarten,
dann lässt ihre Mutter das Kind zu Hause. Der Vater arbeitet viel und muss in aller Frühe aus dem Haus, nach
dem Dienst trifft er sich manchmal mit Freunden oder
geht zum Sport.

Nun ist Yagmur überwiegend allein mit der Mutter.
Mehreren Menschen in ihrem Umfeld fallen wiederholt
unter anderem Hämatome an dem Kind auf; an ihrem
dritten Geburtstag trägt es an einem Arm einen Verband.
Was zu diesem Zeitpunkt niemand ahnt: Das Mädchen
hat einen Ellbogenbruch, der nicht ärztlich behandelt
wird. Einer anderen Mutter fällt das ängstliche Verhalten
der Dreijährigen auf. Sie habe den Arm in einer Schlinge
gehalten und sich in Gegenwart der Mutter verhalten „wie
ein kleiner Soldat. Sie stand stramm, wie angewurzelt“,
sagt die Frau später vor Gericht aus.

Kein Wunder. Wie im Prozess gegen die Eltern festgestellt wird, lebt Yagmur zu dieser Zeit schon in ständiger Angst vor ihrer Mutter und deren Übergriffen. Jener Frau, die sie immer wieder misshandelt, die sie schlägt, kneift und boxt und ihr massive Schmerzen zufügt. Die die Gewalt gegen ihre Tochter immer weiter steigert. Bis das Kind eines frühen Morgens schließlich im Wohnzimmer zusammenbricht und stirbt. Ihr „schwer misshandelter Körper und ihre Seele" seien am Ende gewesen, umschreibt es später die Staatsanwältin. Wie viel Schmerzen muss diese Dreijährige in ihrem Leben erlitten haben, wie viel Leid, bevor sie schließlich starb – hoffnungslos ausgeliefert einer offenbar gnadenlosen Gewalt.

*Wie massiv die Gewalteinwirkungen auf die Dreijährige gewesen sind, wird bei der Obduktion des Kindes offensichtlich. Wir dokumentieren die Verletzungen und beantworten alle W-Fragen: was, wann, wo und wie. Unser Ziel ist es zu rekonstruieren, was da passiert ist. Ich bin in dem Fall der Anwalt des getöteten Opfers. Es kann seine Geschichte nicht erzählen, und die Eltern lügen vielleicht. Bei Kindern ist mein Ehrgeiz besonders groß herauszufinden, was passiert ist. Es ist wichtig festzustellen, welche Reaktionen eine Tat beim Kind ausgelöst hat, ob es Schmerzen gehabt und wie lange, wie sehr es gelitten hat. Konnte es weglaufen? Hat es versucht, den Schlägen auszuweichen, sich zu schützen? Das alles wollen wir bei der Sektion herausfinden.*

Die Fotos von Yagmurs geschundenem Körper, die bei der Obduktion angefertigt und im Prozess gezeigt werden, markieren für viele Beobachter des Verfahrens die Grenze des Erträglichen. Ganz gleich ob Beine, Arme, Brust, Rücken, Hals oder Kopf: Keine Stelle von Yagmurs Körper ist von Misshandlungen frei. Überall sind ältere oder frische zum Teil großflächige Hämatome, von denen manche bis in die Muskulatur eingeblutet haben. Von den insgesamt 83 äußeren Verletzungen liegen die meisten im Kopf- und Halsbereich. Viele von ihnen sind überschminkt. Die Augenlider sind unterblutet und geschwollen, auch auf der Stirn hat das Mädchen ein großes Hämatom. Fast die gesamte rechte Gesichtshälfte ist von einem Bluterguss gezeichnet.

*Ich habe etliche Narben überwiegend am Rumpf des Opfers entdeckt, die so aussahen, als könnten sie mit glühenden Zigaretten verursacht worden sein. Darüber hinaus hatte das Mädchen Flecken am Hals, vom Zudrücken, und einen gebrochenen Ellbogen. Zudem war fast jedes Organ des Kindes schwer geschädigt, unter anderem Herz, Lunge, Bauchspeicheldrüse, Leber und Nieren. Und im Bauch fand sich fast ein Viertelliter Blut. Gezielte mikroskopische Untersuchungen zeigten im Bereich der Verletzungen der inneren Organe frische Einblutungen und auch Vernarbungen. Auch das Gehirn war verletzt, unter anderem von einem länger zurückliegenden Schütteltrauma.*

*Anhand des Verletzungsmusters konnten wir feststellen, dass die Art und Weise, wie auf das Kind eingeschlagen wurde, ein immer größeres Ausmaß angenommen hat. Entsprechend wurden auch die Schmerzen des Mädchens stärker.*

*Die meisten wurden in den letzten Wochen zugefügt. Eine Eskalation der Gewalt, typisch für das Problem Kindesmisshandlung. Zuletzt war Yagmur in einem dauerhaft lebensbedrohlichen Zustand. Sie hat massiv Schmerzen erlitten, war stark beeinträchtigt und hat sicherlich immer wieder geweint. Das musste man merken, zumindest in den letzten Wochen. Dass Lebensgefahr bestand, ist eindeutig.*

*Die Bauchverletzungen sind durch wiederholte stumpfe Gewalteinwirkung entstanden, zuletzt hat das Kind einen Leberriss erlitten. Dass immer wieder speziell auf die Bauchregion eingeschlagen wurde, habe ich so noch nie erlebt. Wer ein Kind so misshandelt, nimmt seinen Tod in Kauf, auch wenn der verzögert eintritt. Yagmur war schon längere Zeit vor ihrem Zusammenbruch so massiv verletzt, dass normal aufmerksame Eltern schwerste Krankheitserscheinungen hätten feststellen müssen. Normal denkenden Eltern wäre klar gewesen, dass der Zustand des Mädchens hochgradig lebensbedrohlich war. Es war absehbar, dass das Kind sterben würde.*

*Yagmurs schwerste Verletzung war der Leberriss. Letztlich brach der Organismus der Dreijährigen durch die Folgen der massiven Gewalt zusammen. Yagmur ist nicht unmittelbar nach dem letzten Schlag verstorben. Sie blutete in den Bauchraum und wurde immer schwächer. Sie hat es gerade noch geschafft, sich noch mal zur Mama zu schleppen, bevor sie zusammensackt und stirbt.*

Als die Mutter bemerkt, dass ihre Tochter nicht mehr atmet, versucht sie zunächst, sie zu reanimieren. Dann benachrichtigt sie ihren Mann per WhatsApp, dass es dem Kind schlecht geht, und drängt ihn, sofort nach Hause zu kommen. Der Vater alarmiert noch von unterwegs die Rettungskräfte. Bevor diese in der Wohnung eintreffen, unternimmt die 27-Jährige mehrere Schritte, um die Verletzungen ihrer Tochter zu kaschieren. Sie überschminkt die Hämatome und zieht dem Kind warme Kleidung an. Nachdem die Reanimationsversuche der Notärztin vergeblich bleiben, bricht der Vater weinend im Flur zusammen.

Und die Mutter? Sie versucht, von sich als mögliche Täterin abzulenken. Als sie auf die Verletzungen des Kindes angesprochen wird, sagt sie unter anderem, ihre Tochter sei oft gestürzt. Und auf dem Weg zur Polizei löscht sie auf ihrem Handy einen Chat mit ihrem Mann. Als die Polizei später das Smartphone des Vaters auswertet, ist dort dieser Dialog zu finden: „Ich versuche, Yagmur zu schützen", hat der 26-Jährige seiner Frau geschrieben. Und sie antwortet: „Sag denen nicht, dass ich mein Kind schlage." Auch andere Bemerkungen lassen den Verdacht aufkommen, dass die Mutter ihr Kind misshandelt haben könnte. Schließlich wird gegen die Frau Anklage wegen Mordes erhoben, der Vater muss sich wegen Körperverletzung mit Todesfolge durch Unterlassen vor Gericht verantworten, weil er seine Tochter nicht geschützt haben soll.

Der Prozess gegen die Eltern dauert fünf Monate. An 28 Verhandlungstagen wird Beweis darüber erhoben, wie Yagmur gestorben ist und wer dafür die Verantwortung trägt. Menschen aus dem Umfeld des Paares werden als Zeugen gehört, Polizisten, Ärzte, Sozialarbeiter. Ein psychiatrischer Sachverständiger, der die Mutter über vier Tage ausführlich befragt und untersucht hat, erstattet sein Gutachten. Und so nimmt im Laufe der Verhandlung durch die Schilderungen und Indizien das Bild einer unzuverlässigen, aggressiven und sogar unbarmherzigen Mutter immer stärker Gestalt an. Und eines Vaters, der seine Tochter zwar geliebt hat und sich Gedanken darüber gemacht hat, wie er sein Kind schützen könne. Der aber letztlich nichts unternommen hat, um dies auch wirklich zu tun.

Ein Zeuge sagt aus, der 26-Jährige habe ihm gegenüber den Verdacht geäußert, dass seine Frau die Tochter schlage. Einer sagt, er habe ihn um Hilfe gebeten und gefragt, ob er und seine Tochter bei ihm Zuflucht finden könnten. „Er hat seine Tochter sehr geliebt." Da ist eine Bekannte des Paares, die als Zeugin aussagt, sie habe den Vater gewarnt, nachdem sie die Angeklagte und ihre Tochter bei deren dritten Geburtstag beobachtet habe und ein verletztes, verängstigtes Kind sah. „Wenn du jetzt nicht handelst", habe sie ihn beschworen, „passiert irgendwann mit deiner Tochter etwas Schlimmes." Sie habe „mit dem Instinkt einer Mutter" die Gefahr gesehen, hat die 28-Jährige erzählt.

Und die Pflegemutter berichtet, sie habe schon früh den Verdacht gehabt, dass die Kleine misshandelt werde. „Aber die Mutter hatte immer eine plausible Erklärung." Als das Kind etwa ein Jahr alt war, sei es häufig mit blauen Flecken nach Hause gekommen, nachdem es bei seinen Eltern war. „Einmal war ihr halber Kopf blau." Die Mutter habe ihr erklärt, sie sei mit dem Mädchen auf dem Arm im Schwimmbad ausgerutscht. Schließlich hatte sie den Eindruck, dass irgendetwas vorgefallen sein musste: Die Kleine habe „total hysterisch auf ihre Mutter reagiert. Sie hat geschrien und sich an mir festgehalten, wenn ihre Eltern sie abholen wollten." Später wird klar, dass in der Tat etwas vorgefallen ist. Dass immer wieder etwas geschehen sein muss, nämlich Misshandlungen und Quälereien.

*Wir haben uns immer wieder gefragt, was die Mutter bewegt haben könnte, wiederholt vor allem in die Oberbauchregion und Brustbeingegend zu boxen. Auch die Bauchspeicheldrüse der Dreijährigen hatte einen älteren Riss. Dieses Organ liegt eigentlich sehr geschützt. Nur sehr gezielte Schläge oder Tritte können so eine Verletzung hervorrufen. Wir haben überlegt, ob womöglich dahinter steckt, dass man solche Verletzungen in der Bauchregion nicht sofort sieht. Schläge in eine bestimmte Oberbauchregion, den Solarplexus, nehmen dem Opfer den Atem. Das kennt man vom Boxen. Wir haben jedoch keine Hinweise, dass die Täterin anatomische Kenntnisse besaß. Das Fatale ist: Das Prügeln ist irgendwann vertraut, und die Kinder sind dadurch in bestimmter Weise „dressiert".*

*Die Eltern sind trotz vielfältiger Gewalt die wichtigsten Bezugspersonen. Als überzeugter Großvater mit mehreren Enkelkindern kann ich überhaupt nicht verstehen, dass jemand so einem kleinen Wesen bewusst so wehtun kann. Wenn Kinder unleidlich sind, vielleicht weinen oder quengeln, dann muss man sie beruhigen, indem man sie ablenkt und etwas Positives macht.*

Doch im Fall von Yagmur läuft alles auf eine Katastrophe hinaus. Und obwohl die Familie die ganze Zeit unter behördlicher Aufsicht steht, kann das Mädchen nicht gerettet werden. Es gibt zu viele Kommunikationsprobleme, Wechsel in den Zuständigkeiten und Missverständnisse. In der mündlichen Urteilsbegründung gegen die Eltern spricht der Vorsitzende Richter von „Versäumnissen und Fehlentscheidungen", die vorgelegen hätten, zudem seien „Unzulänglichkeiten zutage getreten".

So etwa, als Yagmur Anfang Januar 2013 mit einer Pankreatitis, einer akuten Entzündung der Bauchspeicheldrüse, ins Krankenhaus kommt. Sie lebt zu dieser Zeit noch teilweise bei der Pflegemutter, ist aber immer häufiger auch bei den Eltern. Dieses Hin und Her werten die Behörden als psychische Stresssituation, das die Erkrankung ausgelöst habe. Sie entscheiden, es sei besser, wenn das Mädchen dauerhaft zu Mutter und Vater komme.

Als Yagmur wenige Wochen später mit der lebensbedrohlichen Hirnverletzung in eine Klinik kommt, wird zwar von den Rechtsmedizinern Strafanzeige wegen Kindesmisshandlung erstattet und das Kind in einem Kinderschutzhaus untergebracht; die Staatsanwaltschaft ermittelt. Doch dann überlegt die Pflegemutter, ob sie eventuell schuld sein könnte an der Verletzung. In einer Mail an die Polizei schildert sie daraufhin, dass sie das Kind auch einmal geschüttelt habe. Die Mitarbeiter des Jugendamts werten das als Entlastung für die Eltern.

*Allerdings hat sich bei Untersuchungen in unserem Institut herausgestellt, dass die Handlungen der Pflegemutter auf keinen Fall die schweren Verletzungen bei dem Kind verursacht haben können, sondern dass es dafür einer viel massiveren Gewaltanwendung bedurft hätte. Für die Hirnverletzungen war wahrscheinlich ein Schütteltrauma verantwortlich. Oder das Mädchen ist mit dem Kopf gegen eine Wand geschlagen worden.*

Diese Information gelangt an die Staatsanwaltschaft, deren Ermittlungen weiterlaufen. Doch bei der zuständigen Familienrichterin kommen die Erkenntnisse nicht an. Sie spricht den Eltern das zuvor entzogene Sorgerecht wieder zu. Yagmur kommt zurück zu Mutter und Vater.

Als die Familie zu dieser Zeit innerhalb Hamburgs umzieht, ändern sich die Zuständigkeiten der Behörden, ein neues Jugendamt ist nun verantwortlich. Es wird dort entschieden, dass es zum Schutz des Kindes ausreiche, wenn das Mädchen regelmäßig in den Kindergarten geht und so weiterhin unter Aufsicht von geschultem Personal ist. Doch den Mitarbeitern der Kita wird nicht gesagt, dass Yagmurs Besuch dort eine behördliche Auflage ist. Somit schlägt man auch nicht Alarm, als die Dreijährige bereits nach etwa einem Monat nicht mehr in die Kita kommt und später offiziell von den Eltern dort abgemeldet wird – und nun fast nur noch mit der Mutter zusammen ist. Ihr ausgeliefert ist.

Wie viel hat Yagmurs Vater von den Misshandlungen mitbekommen? Der Vater sagt in seinem Schlusswort, er habe sich „nie vorstellen können", dass seine Tochter sterben könne. „Es tut mir sehr weh, dass ich nicht mehr Zeit mit ihr verbringen konnte." Er habe das Mädchen sehr geliebt. Fast den gesamten Prozess hindurch ist er zuvor regungslos geblieben. Vorgebeugt saß er da, die Augen starr, das Gesicht eine Maske. Auch seine Frau hat es perfektioniert, keine Regung zu zeigen. Zu Beginn eines jeden Verhandlungstages hebt die 27-Jährige eine Hand vor ihr Gesicht und hält die Augen gesenkt. Es scheint, als hätten die beiden Angeklagten beschlossen, unnahbar zu wirken, jeder in seine eigenen Gedanken versunken.

Wie es in der Psyche der Mutter aussieht, erklärt im Prozess der psychiatrische Sachverständige. Auf der einen Seite bestehe bei der Frau „das Wunschbild einer intakten Familie", sagt er, und auf der anderen Seite die Vorstellung, dass die Tochter für alles Schlechte in ihrem Leben verantwortlich sei. Er spricht von einer „schweren emotionalen Bindungsstörung" und von „Ambivalenz". So ist die Mutter lange Zeit hin und her getrieben zwischen heiler Welt und Gewalt, zwischen Fürsorge und Hass. Sie kümmert sich um die Tochter – und schlägt und tritt sie im nächsten Moment. Bis am Ende fast nichts anderes mehr übrig ist als dieser Hass, für den es ein Ventil braucht.

Die 27-Jährige habe bei der Befragung „sehr kalt" gewirkt, sagt der Psychiater weiter. „Sie zeigte wenig Emotionalität und Empathie gegenüber dem, was ihre Tochter bis zum Tod erlebt haben muss." Die Emotionen treten nur dann zutage, wenn es um sie geht, um ihre Situation im Gefängnis. Und noch etwas ist auffällig: Sie beschuldigt durchgehend ihren Ehemann, die Straftaten begangen zu haben. Er sei es gewesen, der die Tochter misshandelt habe, er habe auch sie, die Ehefrau, geschlagen und

vergewaltigt, er habe sie gezwungen, die Hämatome des
Kindes zu überschminken. Er habe dafür gesorgt, dass die
Tochter nicht in ärztliche Behandlung kam, habe alle
Zeugen manipuliert. Immer er.

Nach der Beweisaufnahme ist für die Juristen eindeutig, dass die Mutter die tatsächliche Gewalttäterin und für
den Tod ihrer Tochter verantwortlich ist. Die Staatsanwältin spricht in ihrem Plädoyer von einer „gefühllosen
und unbarmherzigen Gesinnung" und einem Verbrechen
aus Hass. Die 27-Jährige müsse zuletzt die Misshandlungen „ins Unermessliche getrieben" haben. Das Kind habe
„jede Sekunde Angst" haben müssen, dass es wieder von
seiner Mutter angegriffen werde. Die Frau habe „ihre
Tochter über Monate gequält". Und der Vater habe das
Kind nicht „vor seiner hochaggressiven Frau geschützt.
Letztlich hilft er seiner Tochter nicht."

Im Urteil, das für die Mutter auf lebenslange Haft lautet und für den Vater auf viereinhalb Jahre Freiheitsstrafe,
sagt der Vorsitzende Richter, das Verfahren sei für das Gericht „noch stärker bedrückend und belastend gewesen
als andere Prozesse". Die Kammer habe „immer vor Augen gehabt, in welchem Ausmaß Yagmur gelitten hat".
Der Richter weiter: „In den letzten zwei Wochen vor ihrem Tod gab es keinen Tag, an dem Yagmur nicht unter
starken Schmerzen und Qualen gelitten hat." Die Angeklagte habe sich des Mordes schuldig gemacht. „Sie hat
ihre Tochter grausam getötet." Die Frau habe die Dreijährige getreten, geboxt, geschlagen, geschüttelt. Spätestens zwei Wochen vor dem Tod des Kindes habe die Mutter erkennen müssen, dass der Tod der Tochter möglich
sei, ist das Gericht überzeugt. Trotzdem habe sie immer
weiter auf das Kind eingeprügelt und daher mit zumindest bedingtem Tötungsvorsatz gehandelt.

Es gebe jedoch keine Anhaltspunkte, dass der Vater die Tochter gequält habe. Vielmehr sei er liebevoll und fürsorglich mit ihr umgegangen, aber: „Er überließ seine Tochter seiner hochaggressiven Frau." Der Vater habe „Handlungsmöglichkeiten" gehabt. Doch anstatt wirklich aktiv zu werden, habe er „auf das Prinzip Hoffnung gesetzt", dass es nicht zum Tod kommen werde. Dabei wäre „entschlossenes Handeln notwendig gewesen. Sie hätten viel viel mehr tun müssen", heißt es an die Adresse des 26-Jährigen.

*Mit der lebenslangen Haft für die Mutter und der viereinhalbjährigen Freiheitsstrafe für den Vater wird dem Recht vielleicht formal Genüge getan. Aber viel wichtiger ist, welche Schlüsse wir, die Ärzteschaft, die Politik, aber auch die Gesellschaft und die behördlichen Institutionen daraus ziehen, und dass wir uns der Verantwortung stellen. Die beiden Berliner Rechtsmediziner Saskia Guddat und Michael Tsokos haben es in ihrem Buch „Deutschland misshandelt seine Kinder" drastisch formuliert: „Schuldig macht sich auch jeder, der wegsieht."*

## Schütteltrauma

Bei Säuglingen und Kleinkindern ist der Kopf im Verhältnis zum Körper relativ schwer. Da die Nackenmuskulatur noch nicht kräftig genug ausgebildet ist, kann der Kopf zunächst nicht selbstständig gehalten werden. Bei abrupten Bewegungen pendelt er ungeschützt nach vorne, nach hinten und zu den Seiten. Jeder Mensch, der schon einmal ein Baby auf dem Arm gehalten hat, weiß, dass das Köpfchen sehr sorgfältig gehalten, unterstützt und geschützt werden muss.

Die harte Hirnhaut auf der Innenseite des Schädelknochens ist in diesem Lebensalter noch fest mit dem knöchernen Schädel verwachsen und daher unbeweglich. Zugleich ist das Hirngewebe sehr flüssigkeitsreich. Infolge der Massenträgheit des Gehirns resultieren bei Beschleunigungsbewegungen des Kopfes erhebliche Zug- und Scherkräfte im Schädelinneren. Es entstehen Zerreißungen von Blutadern, die die Hirnoberfläche und die harte Hirnhaut verbinden. Ähnliche Verletzungen finden sich bei dem sogenannten Peitschenschlagphänomen im Zusammenhang mit einem Halswirbelsäulen-Schleudertrauma. Beim Boxen pendelt der Kopf nach Treffern gefährlich, wenn der Kämpfer groggy ist.

Aus dem Zerreißen der Blutgefäße unterhalb der harten Hirnhaut entsteht eine gefährliche Blutung (medizinischer Fachausdruck: subdurales Hämatom). Zugleich resultieren starke Verschiebekräfte innerhalb der Hirnsubstanz. Das so beschädigte Hirngewebe reagiert mit der Entwicklung einer Hirnschwellung, einem Hirnödem. Dieses kann insbesondere bei kleinen Kindern innerhalb kurzer Zeit den Eintritt des Todes verursachen (malignes Hirnödem).

Für Hirnverletzungen und -blutungen wird in einigen Fällen auch ein zusätzliches stumpfes Anstoß-Trauma („impact") verantwortlich gemacht.

Bei Kindern mit Schütteltraumatisierung findet sich eine Verwölbung der Fontanelle im vorderen Scheitelbereich, dort, wo die einzelnen Schädelknochen zusammen kommen. Darüber hinaus kommt es häufig auch zu Erbrechen, Übererregbarkeit, Lähmungen, epileptischen Anfällen sowie Netzhaut- und Glaskörpereinblutungen, Linsendislokation, Netzhautablösungen am Auge und Schädigungen des Sehnerven.

Speziell ist darauf hinzuweisen, dass die verletzten Kinder bei einem relevanten Schütteltrauma sofort symptomatisch werden. Auch wenn diese Symptome in ihrer Ausprägung variabel sind, ist ein geschüttelter Säugling niemals primär völlig unauffällig. Dieser Sachverhalt wird durch Schilderungen geständiger Täter bestätigt.

Bei einem Schütteltrauma handelt es sich nicht um ein kurzes Hin- und Herpendeln des ausnahmsweise nicht sorgfältig gehaltenen Kopfes. Wenn in der Rechtsmedizin oder in der Kinderklinik beispielsweise bei einem schwer kranken, bewusstlosen Kind die Diagnose eines Schütteltraumas gestellt wird oder wenn dies bei einem toten Kind geschieht, dann kann man davon ausgehen, dass jeder medizinische Laie sofort erkannt hätte, dass das Kind durch das brutale Hin- und Herschütteln sehr schwer verletzt wird und somit Lebensgefahr besteht.

Bei Verdacht auf ein Schütteltrauma sollten sofort bildgebende Schädeluntersuchungen durchgeführt werden, also Ultraschalluntersuchung, Computertomographie, eventuell auch Kernspintomographie, sowie eine Augenspiegelung zur Untersuchung des Augenhintergrundes, da es häufig zu Retinablutungen kommt. Erforderlich sind überdies weitergehende Röntgenuntersuchungen, weil durch das Schütteln die Extremitäten im Bereich der Gelenke und die Wirbelsäule überlastet werden.

Das gewaltsame Schütteln eines Säuglings oder Kleinkindes ist äußerlich oft nicht nachzuweisen. Unter Umständen finden sich bei der Untersuchung Kratzer, Schürfungen, Hautquetschungen und Druckmarken von Fingern der schüttelnden Person.

Über die Häufigkeit des Schütteltraumas bei Säuglingen wird spekuliert. Vermutlich ist dieser Verletzungsmechanismus viel häufiger als landläufig angenommen. Die Babys können nicht erzählen, was ihnen widerfahren ist. Die Eltern beziehungsweise die Täter sind nicht einsichtig beziehungsweise nicht geständig. Von kinderärztlicher Seite erfolgt unter Umständen keine gezielte Untersuchung zur Diagnosestellung, da die Betreuungspersonen versuchen, das Problem zu vertuschen. Bekanntlich wird in fast keinem anderen medizinischen Bereich so viel gelogen wie bei der Kindesmisshandlung!

# Die Elster und die Tote im Bad

Das zuckende Blaulicht eines Notarztwagens durch-
schneidet die Schwärze der Nacht. Im Laufschritt eilen
die Ärzte das Treppenhaus eines Mehrfamilienhauses hi-
nauf. Ein 60-Jähriger verspürt akute Herzbeschwerden
und hat per Notruf die Feuerwehr alarmiert. Der Kranke
wird in eine Klinik gebracht. Wenig später muss in demselben Haus in Hamburg-Harburg eine Rentnerin not-
ärztlich versorgt und ebenfalls ins Krankenhaus transportiert werden. Sie ist gestürzt; es besteht der Verdacht, dass
sie sich ein Bein gebrochen hat. Und schließlich geht erneut ein Notruf bei der Feuerwehr ein, wieder aus demselben Gebäude. Alles nur ein böser Zufall?

Noch einmal rast der Notarztwagen dorthin. Ein junger Mann klagt über massive Übelkeit, auch er wird ins
Krankenhaus gebracht. Es ist dieselbe Klinik, in der auch
die anderen beiden Kranken aus dem Mehrfamilienhaus
behandelt werden.

Allen drei Menschen kann geholfen werden, nach kurzer Zeit geht es ihnen besser. Keiner ahnt zu diesem Zeitpunkt, dass sie gerade noch rechtzeitig einer tückischen,
einer tödlichen Gefahr entronnen sind. Denn nur wenige

Stunden später, am nächsten Vormittag, macht die Feuerwehr eine schreckliche Entdeckung: Sie findet am selben Ort drei leblose Menschen vor. Der Tod ist schleichend zu ihnen gekommen, geräuschlos und unbemerkt. Die Männer sind an einer Kohlenmonoxidvergiftung gestorben.

*Nichts bietet so häufig wiederkehrend so beklagenswerte und zugleich „spannende" fatale Unfalltodesfälle wie Kohlenmonoxid. Seit die Menschen das Feuer kennen, gibt es diese schleichende Gefahr. Es ist ein Mördergas, das durch Wände und Ritzen dringt und sich auch über große Strecken ausbreiten kann. Es tötet heimtückisch, ohne dass man es bemerkt oder etwas dagegen tun kann. Denn Kohlenmonoxid sieht oder schmeckt man nicht, und es ist geruchlos. Kein menschlicher Sinn kann die Gefahr wahrnehmen. Wir haben es mit Opfern jeden Alters und jeder Profession zu tun, die zum falschen Zeitpunkt an einem gefährlichen Ort sind, ohne es zu wissen.*

Tod durch Kohlenmonoxid kann in jedem Raum lauern, jederzeit. Er vergreift sich an ahnungslosen Opfern, und manchmal kriecht er auf bizarren Umwegen an sie heran. So wie bei der Studentin aus Bremerhaven, die im Prüfungsstress steckt. Der 27-Jährigen wird zum Verhängnis, dass sie zur Entspannung ein ausgiebiges heißes Bad nehmen will. Sie bleibt sehr lange im Badezimmer, beunruhigend lange. Die Eltern sitzen derweil vor dem Fernseher. Nach zwei Stunden geraten sie in Sorge, sie rufen nach der jungen Frau und warten nervös auf Antwort. Die nächsten Augenblicke scheinen sich endlos hinzuziehen, Momente beängstigender Stille. Dann brechen die Eltern die Tür auf – und finden ihre Tochter leblos in der Badewanne. Auch ein Notarzt kann nicht mehr helfen.

*Eine Elster hat die Frau getötet. Es war aber keineswegs ein aggressives, mörderisches Tier, frei nach Alfred Hitchcocks Szenario in seinem Film „Die Vögel".* Eine Verkettung von Zufällen hat zu dem Tod der jungen Frau geführt. Zufälle, die jeden Lebensweg kreuzen können.

Am Anfang dieser Ereignisse steht ebenjene Elster. Sie hat sich in einem engen Schornstein verfangen und kämpft um ihr Leben. Letztlich löst sie damit das Drama aus: eine Kohlenmonoxidvergiftung der Studentin. Doch bis der Hergang der Geschehnisse eindeutig rekonstruiert ist, bedarf es mehrerer Untersuchungen.

*Ich hatte gleich einen sehr konkreten Verdacht, denn ich habe schon aus ein paar Metern Entfernung die hellroten Leichenflecke registriert, die mit ihrer typischen Farbgebung Zeichen einer akuten Kohlenmonoxidvergiftung sind. Außerdem fielen die rosige Farbe der Schleimhäute und die rötlichen Fingernägel auf, ebenfalls Hinweise auf eine entsprechende Intoxikation.*

*Weder der Notarzt hatte Anhaltspunkte für eine Kohlenmonoxidvergiftung gesehen, noch der später hinzugezogene Amtsarzt, der am ehesten einen plötzlichen Herztod der jungen Frau vermutete. Ihm war mitgeteilt worden, dass die Studentin an Kopfschmerzen und gelegentlichen Brustbeschwerden litt. Daraus hat er die falschen Schlüsse gezogen.*

*Nachdem die wahre Todesursache erkannt worden war, haben wir dafür gesorgt, dass die Wohnung unverzüglich gesperrt wurde, weil immer noch Lebensgefahr für alle bestehen konnte, die die Wohnung betreten. Zunächst musste die Gasquelle entdeckt und abgesichert werden, die verborgene Schadensursache, wie wir sagen. Wir wollen mit unserer Untersuchung der Toten auch die Gesundheit der anderen Menschen erhalten, die ebenfalls gefährdet sind, solange der Fehler nicht gefunden und beseitigt ist.*

*Also wird die Gastherme im Badezimmer des Todes-opfers überprüft. Das Abzugsrohr führt in den Schornstein. Hier ist alles in Ordnung. Die Überraschung dann beim Öffnen der Revisionsklappe im Keller: Am Boden des Ka-minzugs liegt eine tote Elster. Als die Polizei anrief und von diesem Fund erzählte, dachte ich sofort: Das kenne ich. Vo-gelnester in Schornsteinen haben schon mehrfach Men-schen den Tod gebracht.*

*Um Gewissheit zu erlangen, wollten wir die Umstände des tödlichen Unglücks möglichst genau rekonstruieren. Dass die Elster dort unten lag, hätte unterschiedliche Gründe haben können. Sie könnte zum Beispiel verdurstet und verhungert sein – oder eben auch an einer Kohlenmo-noxidvergiftung gestorben. Deshalb haben wir nicht nur eine Obduktion der Frau vorgenommen, die unserer An-nahme Gewissheit gab, sondern darüber hinaus auch den Vogel seziert. Nachdem die Elster von der Polizei aus Bre-merhaven in einem Asservatenbeutel zu uns ins Institut für Rechtsmedizin gebracht worden war, wurde sie gerupft, be-sonders gründlich im Bauch- und Brustbereich. Bei der Un-tersuchung der Brustmuskulatur des Vogels haben wir die für eine Kohlenmonoxidvergiftung typische hellrote Fär-bung festgestellt. Anschließend haben wir den Brustkorb der Elster geöffnet und aus den großen Blutgefäßen und der Herzhöhle Blut abgesaugt und untersucht. Die Analyse im Labor bestätigte die Intoxikation mit Kohlenmonoxid.*

Das bringt die Ermittlungen, wie es zum Tod der Frau kam, auf die richtige Spur. Die Elster steckt im Rohr des Kamins und kommt nicht mehr heraus. Sie klammert sich etwas tiefer in einer Öffnung fest, am Abzug. Als die Frau die Therme in Betrieb setzt, verstopft der Vogel den Abzug, sodass die Abluft nun nicht mehr durch den Schornstein entweicht, sondern zurück in das Badezim-

mer gedrückt wird. Die Frau atmet hochgiftiges Kohlenmonoxid ein. Nach einiger Zeit muss die Elster bewusstlos oder bereits tot nach unten in den Schacht gefallen
sein. Der Abzug ist wieder frei. Zu spät für die Studentin.
Die immense Gefahr durch Kohlenmonoxid ist vielen
Menschen nicht bewusst. Es blockiert die Sauerstoffver-
wertung der Zellen und kann binnen Minuten zum inneren Erstickungstod führen. Bedrohlich wird es immer
dann, wenn in einem geschlossenen Raum mit einer
Brennstelle nicht genug Sauerstoff zugeführt wird und
gleichzeitig Kohlenmonoxid gebildet wird. Quellen von
Kohlenmonoxid sind unter anderem Feuer, Autoabgase,
Holzkohlegrills, kleine Gaskocher und eben Gasheizun-
gen.

Ein technischer Defekt an einer Gaszentralheizung
wird auch bei dem Drama in Harburg als Ursache für den
Tod der drei Männer ermittelt, die in den beiden direkt
benachbarten Mehrfamilienhäusern gewohnt haben.
Weitere zwölf Menschen werden durch die Kohlenmonoxidvergiftung schwer verletzt. Am Abend vorher und in
der Nacht, als es aus einem der beiden Häuser unabhängig voneinander drei Notrufe aus unterschiedlichen Woh-
nungen gegeben hat, stellt niemand einen Zusammenhang her. Dabei war bei allen drei Einsätzen dieselbe
Rettungsmannschaft vor Ort, alle drei Patienten kamen
in dieselbe Klinik. Erst gegen Mittag des nächsten Tages
wird die immense Gefahr erkannt.

Denn jetzt gehen bei der Polizei zwei Anrufe ein, die
alarmierend erscheinen. Einer kommt von einem besorg-
ten Angehörigen und einer von einem Kollegen, weil zwei
Bewohner der Häuser nicht an ihrem Arbeitsplatz erschienen sind. Die Polizei überprüft die Gebäude, zieht
die Feuerwehr hinzu, die die Türen öffnet. In einer Woh-

nung entdecken die Retter zwei Männer, doch sehr schnell ist klar: Für beide kommt jede Hilfe zu spät. Droht für weitere Menschen Gefahr, Todesgefahr womöglich? Jetzt ist schnelles Handeln geboten. Ein Kaminfeger, der zufällig in der Nähe zu tun hat, misst die Kohlenmonoxidkonzentration in dem Haus und stellt extrem hohe Werte fest. Sofort räumen die Einsatzkräfte beide Gebäude. Mehrere Menschen werden in Sicherheit gebracht, darunter zwölf bereits Vergiftete mit unterschiedlich schwerer Symptomatik, und ein weiterer Mann, der nicht mehr zu retten ist. Vermutlich ist er im Schlaf erstickt, ebenso wie die beiden anderen Opfer.

Die Suche nach der Ursache für das Unglück gleicht einer Detektivarbeit. Es wird ermittelt, dass die Therme der Gasheizung zwar einwandfrei läuft, aber die Abgasführung ist gestört.

*Die Folge war, dass sich das tödliche Gas in der Heizung staute, sich dann im Keller sammelte und langsam weiter im Haus ausbreitete. Wie lange die defekte Heizung in Betrieb war und giftiges Gas herauspustete, konnte nicht sicher ermittelt werden. Es muss aber eine beträchtliche Zeit gewesen sein. Denn Messungen durch einen Schornsteinfeger ergaben in einer Wohnung eine Kohlenmonoxidkonzentration von etwa 48 000 ppm (Teilchen Kohlenmonoxid pro Million Luftteilchen). Der Grenzwert liegt bei 1000 ppm.*

Vermutlich ist das Gas aus dem Keller des einen Hauses durch Ritzen im Mauerwerk und durch Rohrleitungen in das Nachbarhaus geströmt. Dort hat es die Kellerdecke durchdrungen und sich im ganzen Gebäude verteilt. Am stärksten betroffen sind die Erdgeschosswohnungen. Alle drei Todesopfer sowie eine 28-Jährige, die lebensbedrohlich verletzt wurde, haben auf dieser Ebene gewohnt.

Das Gefährliche des Kohlenmonoxids: Es bindet sich an den Blutfarbstoff (Hämoglobin, Hb) mit 200- bis 300-fach höherer Kapazität als der lebensnotwendige Sauerstoff. So verhindert das Kohlenmonoxid den Sauerstofftransport im Blut. Es kommt zu Kopfschmerz, Unwohlsein, Schwindel, schließlich zu flacher Atmung, Kreislaufkollaps und Bewusstlosigkeit. Bei einer hohen Konzentration wird es lebensgefährlich; der Tod tritt rasch ein.

Hätten die drei Menschen gerettet werden können, wenn die Symptome der nächtlichen Patienten mit einer Kohlenmonoxidvergiftung in Verbindung gebracht worden wären?

*Sehr wahrscheinlich ja. Auch ein Feuerwehrsprecher hat nach dem Unglück gesagt, dass im Nachhinein betrachtet gewisse Punkte darauf hätten hindeuten können.*

*Kohlenmonoxid-Intoxikationen zählen nach wie vor zu den am häufigsten tödlich endenden Vergiftungsformen. Man muss bei Todesfällen in geschlossenen Räumen immer auch an eine Kohlenmonoxidvergiftung als mögliche Ursache denken. Auch bei Menschen, die an unklaren Schwindelsymptomen leiden, an Übelkeit, Erbrechen und Atemnot, muss man diese Möglichkeit im Blick haben.*

*Auch für Rettungskräfte sind erhöhte Kohlenmonoxidkonzentrationen nicht leicht zu erkennen, weil das Gas geruchlos ist. Ebenso sind die Diagnosen in einer Klinik durch Bestimmungen von CO-Hämoglobin nicht unproblematisch: Der im Blut gemessene Wert kann sich schon auf dem Transport ins Krankenhaus rasch normalisieren, während Herz- und Hirngewebe intrazellulär weiter belastet sind. Ich gehe davon aus, dass mancher Verstorbene wegen angeblicher anderer Todesursachen zu Grabe getragen wurde. Die Gefahr ist besonders groß, wenn ein natürlicher Tod bescheinigt und die wahre Ursache nicht erforscht wird. Dann kann es sein, dass Tage oder Wochen später noch ein Mensch stirbt. Man muss eine Verdachtsdiagnose rechtzeitig stellen. Und lieber fünfmal zu viel hingucken als einmal etwas übersehen.*

*Ich erinnere mich an ein älteres Ehepaar, bei dem beide innerhalb kürzester Zeit verstarben und eine Kohlenmonoxid-Intoxikation nicht erkannt wurde. Bei beiden wurde ein plötzlicher Herztod bescheinigt. In der Nacht vor der Beerdigung schliefen die Kinder, die von auswärts angereist waren, im Doppelbett ihrer Eltern. Am nächsten Morgen waren sie auch tot. Solche tragischen Geschichten gibt es leider ohne Ende.*

*So wie die Hochzeitsgesellschaft, bei der etliche der Gäste unter Übelkeit und Schwindel litten und in Kliniken behandelt werden mussten. Zunächst wurde vermutet, dass sie eine Lebensmittelvergiftung hatten, doch später stellte sich heraus, dass im Stock darunter gegrillt wurde und tatsächlich eine Kohlenmonoxidvergiftung Ursache der Symptome war.*

Auch der Fall eines Bundeswehrsoldaten ist dokumentiert, der mit zwei Kameraden in einem mit Propangasbrenner beheizten VW-Bus übernachtete. Alle Fenster und Türen des Wagens waren geschlossen. Nach etwa fünf Stunden waren alle drei Kameraden bewusstlos. Zwei von ihnen überlebten jedoch mit viel Glück die schweren Vergiftungssymptome.

Tödliche Folgen hatte auch die Tour von vier Männern, die in einem Auto mit halb durchgerostetem Auspuff unterwegs waren. Derjenige, der hinten links saß, starb an Kohlenmonoxid-Intoxikation. Er saß schlicht ungünstig. Die anderen drei blieben unverletzt; das Auspuffgas zog im Wageninneren direkt an ihnen vorbei.

Und da gab es den Kapitän, der mit seinem Schiff auf der Elbe unterwegs war, als er plötzlich verstarb. Weil er an einer Herzerkrankung litt, wurde von einem plötzlichen Herztod ausgegangen. Aber auch hier war die eigentliche Ursache das Einatmen von Kohlenmonoxid.

Dramatisch ist auch die Geschichte eines Medizinstudenten, der in einer Hamburger Wohnung mit Ofenheizung im fünften Stock lebt. In seinem ersten Semester, das im Herbst beginnt, leidet er immer wieder unter Kopfschmerzen. Der Hausarzt verschreibt dem jungen Mann Schmerztabletten. Trotzdem werden die Probleme schlimmer. Er begibt sich daraufhin zum Hals-Nasen-Ohren-Arzt und anschließend zum Neurologen, doch die beiden finden trotz genauer Untersuchung nichts.

Ein Psychiater, die nächste ärztliche Station des Studenten, diagnostiziert eine massive Verspannung, die seines Erachtens daher kommt, dass der junge Mann im Studium einen Anatomiekurs absolviert, dabei an Sektionen teilnimmt und außerdem möglicherweise zu viel Formalindämpfe einatmet. Im folgenden Sommersemester, ohne Anatomiekurs, hat der Student keine Symptome, was die Diagnose zu bestätigen scheint.

Im dritten Semester, wieder im Herbst, wieder mit Anatomie, leidet er erneut unter schlimmen Kopfschmerzen. Der Neurologe, den er erneut aufsucht, erkennt in der Magnetresonanztomographie einen „unklaren Hirnbefund". Wenig später wird der junge Mann tot in seiner Wohnung aufgefunden. Der Hausarzt bescheinigt ihm bei der Leichenschau einen natürlichen Tod, mit Verdacht auf Hirntumor. Doch die Eltern bitten die Rechtsmedizin um eine Klärung der Todesursache. Dabei stellt sich heraus, dass er an einer Kohlenmonoxid-Intoxikation starb, sein Gehirn war völlig normal. Später wird festgestellt, dass der Schornstein des Hauses nicht richtig zog, weil er teilweise mit Ruß zugesetzt war.

Eine ähnliche Situation brachte im Fall eines jungen Mannes, der in der Badewanne an Kohlenmonoxidvergiftung starb, einem Schornsteinfeger eine Verurteilung wegen fahrlässiger Tötung ein. Es hatte sich nämlich herausgestellt, dass er das Abzugsrohr des Schornsteins nicht richtig gewartet hatte.

*Strafrechtliche Konsequenzen hatte auch die Fehldiagnose eines Kollegen von mir. Als eine 70 Jahre alte Frau, die an Bluthochdruck und Diabetes litt, starb, ging ihr damaliger Arzt von einem plötzlichen Herztod aus. Wenige Tage später aber war auch ihre 35 Jahre alte Tochter tot, eine Mutter von zwei kleinen Kindern. Die herbeigerufene Kriminalpolizei erkannte die typischen hellroten Leichenflecken und ordnete eine rechtsmedizinische Untersuchung an. Dabei wurde eine Kohlenmonoxid-Intoxikation nachgewiesen. Nun wurde auch die zuvor verstorbene Mutter der Toten nachträglich untersucht. Sie war ebenfalls an dem hochgiftigen Gas gestorben. Das hätte der Arzt schon bei der äußeren Leichenschau an den typischen Merkmalen erkennen müssen, nämlich an den hellroten Leichenflecken. In allen medizinischen Vorlesungen wird das gelehrt und in jeder Fortbildung wird darauf hingewiesen. Der Arzt kam vor Gericht und wurde wegen fahrlässiger Tötung verurteilt. Das besonders Tragische war ja auch: Zwei kleine Kinder hatten durch seine Fehldiagnose ihre Mutter verloren.*

## Tiermedizin in der Forensik

Wenn ein Rechtsmediziner eine Elster obduziert, begibt er sich nur scheinbar auf Abwege. In nicht wenigen Fällen liefert die Sektion eines Tieres wichtige Informationen für die Ermittlungen. Die Umstände, die zur Kohlenmonoxidvergiftung der Studentin führten, hätten ohne eine rechtsmedizinische Untersuchung des toten Vogels nicht lückenlos aufgeklärt werden können.

Prof. Dr. Klaus Püschel: „Wir haben ohnehin die Philosophie, dass wir tote Tiere im Zusammenhang mit Unglücksfällen, Verletzungen beziehungsweise Tötungsdelikten von Menschen obduzieren." Ein Beispiel ist der tragische Tod eines kleinen Jungen im Juni 2000. Der Sechsjährige wurde auf einem Schulhof in Hamburg-Wilhelmsburg von zwei Kampfhunden angefallen. Die beiden Tiere richteten das Kind mit ihren mächtigen Gebissen derart zu, dass es noch am Unglücksort verstarb. Polizisten erschossen die Kampfhunde. Schließlich landeten die Tiere auf dem Sektionstisch in der Rechtsmedizin. In ihrem Mageninhalt wurden Hautreste des Kindes nachgewiesen.

Wenn Menschen Suizid begehen und ihre Tiere mit umbringen, wird bei einer Obduktion beispielsweise der Frage nachgegangen, ob die Tiere mit derselben Waffe erschossen wurden. Oder bei einem Mord im Mafiamilieu, von dem es heißt, es würden Rivalen an Schweine verfüttert, würde man überprüfen: Was haben die Tiere im Magen? Oder es wird untersucht, ob ein Tier, zum Beispiel ein Hund oder ein Pferd, vergiftet wurde.

Auch bei Bissverletzungen gilt das Interesse der Rechtsmediziner den Tieren. Prof. Dr. Klaus Püschel: „Wenn etwa ein Kind Bissverletzungen erlitten hat, muss es nicht immer der Hund oder die Katze gewesen sein, wie es vielleicht die Eltern behaupten. Denkbar ist auch ein Fall von Kindesmisshandlung, dann eventuell sexuell motiviert. Deshalb würden wir uns das entsprechende Tier sehr genau ansehen."

## Kohlenmonoxid, das schleichende Gift

Ganz genau hinzusehen sollte stets das Motto von Ärzten oder auch nichtärztlichem Rettungsdienstpersonal sein – wenn es sich um unklare Symptome bei Kranken handelt, ist immer auch die Möglichkeit einer Kohlenmonoxid-Intoxikation in Betracht zu ziehen. Neben Kopfschmerz, Luftnot oder Übelkeit können die Symptome auch Müdigkeit, Bewusstseinsstörungen, Schwäche oder Schwindel sein.

Die Behandlung der Kohlenmonoxidvergiftung erfolgt durch die sofortige Gabe von reinem Sauerstoff. Damit soll das giftige Gas, das sich besonders schnell am roten Blutfarbstoff bindet, verdrängt werden. Bewusstlose müssen sofort beatmet werden. Spätfolgen einer Kohlenmonoxid-Intoxikation können zum Beispiel Gedächtnis- oder Konzentrationsstörungen oder Beeinträchtigungen des Bewegungsapparats sein.

Welche Maßnahmen dazu beitragen können, Kohlenmonoxidvergiftungen schneller zu erkennen, wird unter Ärzten, Feuerwehr und Polizei diskutiert. Sie empfehlen beispielsweise die Installation von CO-Meldern (Kohlenmonoxid = CO) in gefährdeten Bereichen. Dazu zählen Gebäude oder Räume mit Heizungsanlagen wie Gas-, Öl, Brikett- oder Pelletheizungen, mit Kaminen oder auch Gasherden und Gasboilern.

Darüber hinaus sollten Rettungsdienste und Feuerwehr mit CO-Warnern ausgestattet werden. Sie dienen auch dem Eigenschutz des Personals. Prof. Dr. Klaus Püschel: „In der Notaufnahme von Krankenhäusern sollte viel häufiger auch eine CO-Hb-Bestimmung durchgeführt werden. Viele Kliniken verfügen über entsprechende Messeinrichtungen, setzen sie aber nicht gezielt beziehungsweise zu selten ein. Kohlenmonoxid an rotem Blutfarbstoff (COHb) gehört zur Routinediagnostik bei jedem unklaren Schwindel."

Dass der Tod durch Kohlenmonoxid praktisch unbemerkt eintritt, machen sich zunehmend Menschen zunutze, die Suizid begehen wollen. Eine Zunahme an Fällen, in denen dies mit einem Holzkohlegrill geschieht, beobachten Mediziner in den vergangenen Jahren. In Hamburg gab es beispielsweise ein Ehepaar, das in zwei Briefen mitteilte, unter anderem wegen hoher Schulden freiwillig aus dem Leben scheiden zu wollen. An einer Glastür hinter ihrer Wohnungstür fand sich ein Zettel mit der Aufschrift: „Achtung! Kohlenmonoxid!" Im Zimmer befand sich ein Grill mit verglühten Kohleresten.

Ähnlich war es bei einem 61-Jährigen, der von seiner Lebensgefährtin tot in der halb mit Wasser gefüllten Badewanne gefunden wurde. Neben der Badewanne befand sich eine Ablage mit einem leeren Glas, einer Kerze und einem Aschenbecher mit einer Zigarettenkippe. Daneben stand ein silberner Tischgrill mit abgebrannter Holzkohle. Der Mann hatte wegen schwerer Alkoholabhängigkeit und Arbeitslosigkeit den Freitod gewählt. So stand es in seinem Abschiedsbrief.

# Mordgeständnis nach Fußballschlappe

Schon die Fußmatte vor der Wohnungstür ist ein Bekenntnis: Die grüne Raute mit dem schwungvollen weißen W in der Mitte kennzeichnet den Mann als Fan des Fußballvereins Werder Bremen. Es ist eine Leidenschaft, die den Frührentner offenbar vollkommen durchdrungen hat – und zugleich auf fatale Weise zum Ausrasten bringt. Schließlich tötet der 52-Jährige eine junge Frau. Ausgerechnet mit Werder-Liedern habe sie ihn zu der Tat getrieben, sagt der Niedersachse später. Es sind Wahnvorstellungen, die ihn zum Mörder gemacht haben.

*Es gibt immer wieder erstaunliche Methoden, wie ein Täter sein Opfer ins Jenseits befördert, sowie überraschende Motive und merkwürdige Konstellationen. Manchmal kann dabei durchaus auch „Kommissar Zufall" zur Aufklärung einer Tat beitragen. Doch dieser Mord an der 21-Jährigen aus Niedersachsen erweitert die Erkenntnis, dass es bei Verbrechen „nichts gibt, was es nicht gibt", um eine weitere Variante. Hier hat offenbar tatsächlich ein Fußballspiel dazu beigetragen, dass ein Verbrechen aufgeklärt werden konnte. Nach einem 0 : 7-Debakel von Werder Bremen, dem Lieblingsverein des Täters, in einem Spiel gegen Bayern Mün-*

*chen marschierte der Verbrecher zur Polizei und legte ein Geständnis ab. Und noch kurioser wird der Fall, weil auch ich Werder-Fan bin und im Bremer Stadion genau dasselbe Spiel angesehen habe, nach dem der Täter eingeräumt hat: „Ich war es. Ich bin der Mörder."*

Mit dieser Aussage gesteht der Frührentner eine äußerst brutale Tat, die eine niedersächsische Kleinstadt Ende 2013 erschüttert. Ein sehr junges Opfer ist von dem Mann heftig attackiert worden. Die Frau wohnt in einer Ein-Zimmer-Wohnung in einem Mehrfamilienhaus und arbeitet an einer Tankstelle. Sie hat einen festen Partner, der auch einen Wohnungsschlüssel besitzt. Als dieser Freund an jenem Abend im Dunkeln die Wohnung der 21-Jährigen betritt, findet er seine Freundin im Bett vor. Erst nach einer Weile realisiert er, dass sie leblos ist. Schockiert alarmiert er Rettungswagen und Polizei. Die Mordkommission beginnt mit den Ermittlungen und zieht die Hamburger Rechtsmedizin bei der Tatortarbeit hinzu.

*Das Protokoll der Obduktion war lang. Der Täter hat der Frau dreißig Stichverletzungen zugefügt. Wir stellen den Tod durch Ersticken nach Strangulation durch Würgen fest, in Kombination mit Verbluten nach Vielfachstichverletzungen unter anderem an Hals und Brust. Das Opfer hatte mehrere Stichwunden am Mundboden erlitten, zudem unter anderem einen Durchstich der Speiseröhre, eine Aufschlitzung der rechten Halsschlagader und eine Durchtrennung der Halsmuskulatur. Zwei Stiche in die Brust erreichten die Lunge, weitere drangen in den Bauch und in die Leber ein, verletzten den Magen und den Dünndarm.*

Die Polizei forscht zunächst im Umfeld der Getöteten nach Verdächtigen. Sehr häufig stehen sich Täter und Opfer nahe oder kannten sich zumindest. Außerdem ist die Wohnung des Opfers der Tatort, Einbruchspuren gibt es nicht, was auch darauf hindeuten könnte, dass sich die 21-Jährige und ihr späterer Mörder gekannt haben. Also geraten als Erstes der Freund der Frau sowie ihr Vorgesetzter ins Blickfeld der Ermittler. Über den Chef der Tankstelle, bei der die junge Frau gearbeitet hat, wird erzählt, er habe versucht, sie anzubaggern.

*Ich rechnete wegen dieser Umstände damit, dass die Polizei zügig einen Verdächtigen ermitteln würde. Und ich teilte der Polizei mit, sie könne mich auch am Wochenende anrufen, weil ich ohnehin in der Nähe der Stadt war, in der sich das Verbrechen ereignet hatte. Als Anhänger von Werder Bremen wollte ich im Weserstadion das Bundesligaspiel gegen Bayern München sehen. Ich hoffte nur, dass ein Anruf nicht während des Spiels kommen würde, denn das wollte ich möglichst nicht verpassen. Doch es kam kein Anruf, weder vor noch direkt nach dem Spiel. Vielleicht war das auch ganz gut so, denn nach dem Abpfiff machte ich mich frustriert auf den Weg nach Hause. Meine Lieblingsmannschaft verlor 0 : 7, sie hatte nicht den Hauch einer Chance.*

Doch kaum zu Hause angekommen, rückt das Spiel in den Hintergrund, die professionelle Neugier überlagert den Sport. Denn nun teilt die Polizei mit, sie habe einen Verdächtigen festgenommen. Weder der Freund noch der Chef werden weiter verdächtigt: Es war der Nachbar.

Ein Mann, der eine Etage über der ermordeten Frau wohnt, hat sich überraschend selber gestellt. Bei der Vernehmung berichtet er, er habe tagsüber Alkohol getrunken und dann in einer Kneipe das Werder-Spiel gesehen. Er sagt, er sei total frustriert über die Schlappe seines Klubs, und jetzt wolle er sich stellen.

*Die Polizei bat mich, noch am selben Abend zum Kommissariat zu kommen und den Verdächtigen körperlich zu untersuchen, ihm zudem Blut für Alkohol- und Drogentests abzunehmen. Der Mann hatte charakteristische Kratzspuren am Hals, die sehr wahrscheinlich durch Abwehrversuche des Opfers entstanden waren. Der mutmaßliche Täter berichtete dann auch, die Frau habe versucht, sich gegen seinen Angriff zu verteidigen. Er habe das Opfer zunächst nur in den Bauch gestochen und sich dann mit ihr unterhalten wollen, schließlich aber sei die Auseinandersetzung aus dem Ruder gelaufen. Schließlich erzählte er, er habe die Frau getötet, weil sie über lange Zeit seine Nachtruhe gestört habe, indem sie Werder-Lieder über die Tapete in seine Wohnung geleitet habe. Wie das hätte funktionieren sollen, konnte er selber nicht sagen. Das was natürlich alles ziemlich merkwürdig, weil es rational nicht nachvollziehbar war. Aber ansonsten machte der Verdächtige keinen offensichtlich psychotischen Eindruck.*

*Nach der Untersuchung und nachdem ich das Teilgeständnis des 52-Jährigen miterlebt hatte, fuhr ich wieder nach Hause. Am nächsten Tag rief ich einen Freund an, der Mannschaftsarzt bei Bayern München ist und über den ich das Ticket für das Match bezogen hatte. Ich beglückwünschte den Arztkollegen dazu, dass die Bayern nicht nur ein sehr gutes Spiel gezeigt hatten. Sondern dass sie auch mitgeholfen haben, einen Mörder dingfest zu machen. Wundersame, allmächtige Bayern!*

Am nächsten Tag erlässt das Amtsgericht Haftbefehl wegen Mordverdachts gegen den Nachbarn. Im späteren Prozess vor dem Schwurgericht lautet die Anklage zunächst auf Mord. Es wird davon ausgegangen, dass der Täter, wie er es der Polizei geschildert hat, zunächst das Opfer in den Bauch gestochen habe, es dann zwischen den beiden eine Art Unterhaltung gegeben und er sie anschließend umgebracht habe, um nicht wegen einer gefährlichen Körperverletzung überführt zu werden. Das wäre rechtlich ein Mord zur Verdeckung einer Straftat.

Schließlich verurteilt das Schwurgericht den Mann zu elf Jahren und sechs Monaten Haft. Dagegen legt der Angeklagte Revision ein, mit Erfolg. Ein wichtiger Aspekt bei der Neuauflage des Prozesses ist das vorliegende Gutachten. Die Obduktion hat ergeben, dass der Täter das Opfer mit Messerstichen verletzt und darüber hinaus stranguliert hat. Eine zeitliche Verzögerung wird dabei nicht festgestellt.

Das Urteil in dem zweiten Prozess lautet auf neuneinhalb Jahre Freiheitsstrafe wegen Totschlags, weil es sich um ein einheitliches Tatgeschehen „im Minutenbereich" gehandelt habe. Eine Zäsur sei nicht zu erkennen, also ist das Verbrechen nach Überzeugung des Gerichts nicht als Mord zur Verdeckung einer Straftat zu werten. Auch das Mordmerkmal der Grausamkeit komme nicht in Betracht. Denn das Opfer sei nach heftigem Würgen schon bewusstlos gewesen und habe im Sterben gelegen, als der Täter der Frau noch eine Vielzahl von Messerstichen in den Hals versetzte. Zusätzlich zur Gefängnisstrafe ordnet die Kammer die Unterbringung des Angeklagten in einem Psychiatrischen Krankenhaus an.

Im Prozess wird deutlich, dass der Mann in schwierigen Familienverhältnissen aufgewachsen ist, seine Mutter schon früh starb und er keine Berufsausbildung absolviert hat. Er ist einer, der sich mehr schlecht als recht mit irgendwelchen Jobs durchschlägt und immer mehr Alkohol konsumiert. Schließlich lebt er von Hartz IV, die Zeit verbringt er überwiegend allein zu Hause in seiner Ein-Zimmer-Wohnung. Nur gelegentlich ist da der Gang in die Kneipe, oft verbunden mit dem Betrachten eines Fußballspiels im Fernsehen.

Schließlich zieht in die Wohnung unter ihm eine Frau ein. Mit ihr liegt er schnell im Clinch. Er beschwert sich, sie höre insbesondere am späten Abend viel zu laut Musik. Als die Mieterin ein Jahr später auszieht, wird die 21-Jährige seine neue Nachbarin. Erneut glaubt der Angeklagte, ihn würden Lieder aus ihrer Wohnung stören, vor allem zur Nachtzeit und insbesondere Werder-Gesänge.

Auch Ohrstöpsel helfen nicht. Der Lärm macht ihn zunehmend nervös und bringt ihn vollkommen durcheinander. Er glaubt, dass die frühere Mieterin und die jetzige irgendwie vereinbart haben, ihn mittels der Werder-Lieder wahnsinnig zu machen, mit der Wohnzimmertapete als Übertragungsmedium. Diese spezielle Wandbespannung sei in der Lage, in besonderer Weise quälende Schallwellen zu übertragen.

Nach wenigen Wochen beschließt er, energisch gegen den Lärm vorzugehen. Er lauert der 21-Jährigen auf, bewaffnet mit einem Fleischermesser. Als sie ihre Wohnung betritt, schleicht er ihr hinterher. Sie erschrickt und schreit. Er greift die Frau an und stellt sie wegen der Werder-Musik zur Rede. Sie bestreitet, solche Lieder abzuspielen. Zunächst habe er sich relativ normal mit ihr unterhalten, sagt der Angeklagte im Prozess. Dann habe sie sich jedoch seinem Griff entrissen, habe geschrien und sei völlig ausgerastet. Um das Geschrei zu beenden, habe er der jungen Frau mehrfach mit dem Messer in den Bauch gestochen.

Diesen Angriff überlebt die Frau jedoch und fällt auf ihr Bett. Dort wehrt sie sich weiter gegen den 52-Jährigen. Dieser sticht nach seiner Schilderung daraufhin mehrfach mit dem Messer in den Hals des Opfers und durchtrennt ihre Kehle. Zudem würgt er die junge Frau.

Nun verlässt der Täter die Wohnung, geht in seine eigene und tauscht seine blutverschmierte Kleidung gegen saubere. Er duscht und wäscht sich die Haare, reinigt sich anschließend noch mehrfach. Die verschmutzte Kleidung entsorgt er in zwei Mülltonnen in einem nahe gelegenen Park, das Messer wirft er in ein Gewässer. Zurück in seiner Wohnung dann der Schock: Auch in der Nacht, nachdem er die junge Frau getötet hat, hört er erneut die Werder-Lieder. Schlagartig wird ihm klar, dass durch seine Hand ein unschuldiges Opfer hat sterben müssen.

Anderthalb Tage nach der Tat geht der Angeklagte vormittags in eine Gaststätte und trinkt dort etliche Bier. Am Nachmittag sitzt er immer noch in der Kneipe und sieht sich im Fernsehen das Fußballspiel Werder Bremen gegen Bayern München an. Anschließend nimmt er eine Tasche, die er vorher schon mit Kleidung und Medikamenten gepackt hat, und geht zu einem Polizeikommissariat in der Nähe. Dort verkündet er, dass er sich stellen wolle.

„Ich bin der Mörder", sagt er. Nach seinem Geständnis erklärt er, wo er seine blutverschmierte Kleidung entsorgt hat. Die Sachen werden sichergestellt. Polizeitaucher finden auch die Tatwaffe.

Die Tat tue ihm sehr leid, sagt der 52-Jährige später in der Hauptverhandlung den Richtern. Auch hier erzählt er, wie sich das Verbrechen im Einzelnen zugetragen habe. Doch die vom Angeklagten geschilderte Reihenfolge der Verletzungen wird widerlegt.

*Die Frau wurde nach einem ersten Bauchstich zunächst erheblich gewürgt. Das ist unter anderem an den deutlich sichtbaren punktförmigen Unterblutungen im Gesicht zu erkennen. Eine blau-violett verfärbte Gesichtshaut spricht ebenfalls für einen Würgevorgang. Dieses Verletzungsbild wäre nicht entstanden, wenn die etlichen Stichverletzungen zuerst beigebracht worden wären. Dann hätte es statt der*

*Stauungsblutungen einen erheblichen Blutaustritt aus den Wunden gegeben. Allein ein Bauchstich, aus dem relativ geringe Mengen Blut ausgetreten sind, kann vor dem Würgen erfolgt sein.*

*Alle anderen Verletzungen hatten auch deutlich geringere Blutungen zur Folge, weil das Opfer zu dem Zeitpunkt schon bewusstlos war. Das Herz schlägt dann weniger stark, der Blutdruck wird geringer. Außerdem war anhand der Sektion festzustellen, dass die Mehrzahl der Stichverletzungen insbesondere am Hals in einer engen Region ins Ziel traf. Das lässt darauf schließen, dass das Opfer nicht mehr in der Lage war, den Stichen auszuweichen.*

Auch der Aussage des psychiatrischen Sachverständigen kommt entscheidende Bedeutung zu. Der Gutachter erläutert, dass der 52-Jährige unter einer paranoid-halluzinatorischen Psychose aus dem schizophrenen Formenkreis leidet. Der Sachverständige bescheinigt ihm eine erheblich verminderte Steuerungsfähigkeit infolge seiner Wahnvorstellungen, die Mieterin sei für die Musik verantwortlich, und mache ihm das Leben schwer. Er habe einen erheblichen Hass auf die Frau entwickelt.

Zudem geht der Sachverständige davon aus, dass von dem 52-Jährigen auch in Zukunft schwere Straftaten zu erwarten seien. Deshalb entscheidet das Gericht, dass der Angeklagte zusätzlich zu seiner Verurteilung zu einer Freiheitsstrafe auch noch in der Psychiatrie untergebracht werden muss. Er ist nach Überzeugung der Kammer auch weiterhin eine Gefahr für die Gesellschaft. Obwohl vermindert schuldfähig, sei der Mann jedoch „geplant und zielgerichtet" vorgegangen. Das zeige sich unter anderem darin, dass er bei der Tat Handschuhe trug. Die Erklärung könne nur sein, dass er „gefährliche Fingerabdrücke" habe vermeiden wollen. Zudem habe der Frührentner ein „kontrolliertes Nachtatverhalten" gezeigt.

In der Urteilsbegründung heißt es: „Erwiesenermaßen hatte es nie Belästigungen oder Kontakte zwischen Opfer und Täter gegeben, es war in dem Mehrfamilienhaus auch nie Musik zu hören. Sie entsprang nur der Fantasie des Angeklagten. Er hat eine paranoid-halluzinatorische Psychose, ist vermindert schuldfähig." Die junge Tankstellen-Auszubildende sei nur ein Zufallsopfer gewesen. Der Richter: „Sie war zur falschen Zeit am falschen Ort. Das hätte jeden treffen können."

*Genau dies ist häufig das Problem mit psychotischen Tätern. Sie agieren oft scheinbar planlos und irrational. Genau diese Eigenart kann es jedoch in manchen Fällen erleichtern, ein Tötungsdelikt aufzuklären. Denn der psychotische Täter unternimmt mitunter wenig Anstrengungen, um seine Spuren zu verwischen, sodass die Polizei am Tatort klare Hinweise bezüglich der Identität findet.*

*Andererseits kann die Aufklärung eines Verbrechens durch einen psychotischen Täter besonders schwierig sein, weil die Motivlage nicht nachvollziehbar ist und deshalb Rückschlüsse auf den Tatverdächtigen rational nicht ersichtlich sind. Auch die sogenannte Handschrift ist mit kriminologischen Mitteln nicht erkennbar. Man kann mit klarem Verstand nicht nachvollziehen, was in dem Verbrecher vorgegangen ist und warum er tötet. Ist er dann ermittelt, wird seine Geisteskrankheit allerdings schnell offenbar.*

## Sektion/Gerichtliche Leichenöffnung

Wenn man zu ergründen versucht, was die Faszination der Rechtsmedizin und das spezielle Portfolio des Rechtsmediziners ausmachen, landet man „todsicher" bei der genauen Untersuchung des Todes, des Toten, des Leichnams. Der Laie und Krimifan denkt meist an etwas Geheimnisvolles, Gruseliges, Morbides, wenn er sich den Rechtsmediziner bei der Leichenöffnung vorstellt. In der Regel reicht die Vorstellung aber nicht viel weiter als bis zum T- oder Y-Schnitt, also der Schnittlegung vorn am menschlichen Rumpf, um die Körperhöhlen zu öffnen und die inneren Organe in Augenschein zu nehmen.

Mit dem Aufkommen systematischer Leichenöffnungen zu Beginn der Neuzeit machte die moderne Medizin entscheidende Fortschritte. Das Verständnis vom menschlichen Körper und der Funktion der inneren Organe wuchs exponentiell. Verbunden war damit eine bessere Kenntnis von Krankheiten, Verletzungsmechanismen und Todesursachen. Im Mittelalter waren Sektionen noch streng verboten. Sie wurden als Gotteslästerung angesehen, und interessierte Ärzte mussten mit harten Strafen rechnen, wenn sie den menschlichen Körper anatomisch zergliederten. Diese Ärzte galten als unrein und böse, im Bund mit dunklen Mächten.

Heute sind Leichenschau und Leichenöffnung längst üblich und unterliegen gesetzlichen Regelungen. Die gerichtliche Sektion wird von der Staatsanwaltschaft beim Amtsgericht beantragt, sofern „zureichende tatsächliche Anhaltspunkte" für das Vorliegen einer Straftat bestehen. Die Anordnung erfolgt dann vom zuständigen Amtsrichter. In Deutschland werden jährlich etwa 20 000 gerichtliche Obduktionen vorgenommen, das sind ein bis zwei Prozent aller Verstorbenen.

§ 87 (2) StPO: „Die Leichenöffnung wird von zwei Ärzten vorgenommen. Einer der Ärzte muss (…) Leiter eines öffentlichen gerichtsmedizinischen (…) Instituts oder ein von diesem beauftragter Arzt des Instituts mit gerichtsmedizinischen Fachkenntnissen sein. (…)"

Für die Öffnung des toten menschlichen Körpers zum Zweck der inneren Leichenschau gibt es verschiedene Begriffe:

– Anatomieren: griechisch anatemnein = zergliedern, zerschneiden. Als Verb heute nicht üblich; nur noch in der Fachbezeichnung des Anatomen beziehungsweise der Anatomie als Lehre vom Körperbau in Gebrauch.

Noch bis weit ins 20. Jahrhundert hinein hießen die Räumlichkeiten beziehungsweise das ganze Gebäude zur Durchführung gerichtsärztlicher Sektionen in Hamburg – das im Übrigen beim Hafenkrankenhaus, dem damaligen polizeilichen Krankenhaus, gelegen war – offiziell die Anatomie.

– Präparieren: lateinisch praeparare = vorbereiten, zubereiten. Bezeichnung u. a. für das Zergliedern von Leichen zu Ausbildungszwecken im Medizinstudium. Der Raum im Anatomischen Institut einer Universität, in dem Medizinstudierende an Leichen lernen, heißt traditionell Präpariersaal.

– Obduzieren: lateinisch obducere = öffnen, vorführen. In Rechtsmedizin und Pathologie gleicherweise gebräuchlicher Begriff.

– Sezieren: lateinisch secare = schneiden, abschneiden, zerlegen. In Rechtsmedizin und Pathologie, aber auch in der Anatomie verwendeter Begriff.

Damit verwandt ist der Ausdruck „Prosektur" für die Räumlichkeiten in einem Krankenhaus bzw. einem Institut, die zur Vornahme von Sektionen dienen. Als Prosektor wird ein Mediziner bezeichnet, der für diesen Bereich bzw. das Leichenwesen in der jeweiligen Einrichtung verantwortlich ist.

– Autopsieren: griechisch autos = selbst und optikos = das Sehen betreffend. Nachträgliche, sprachlich eigentlich unzutreffende Wortbildung zum Hauptwort Autopsie = Selbstbeobachtung. Ursprünglich bezeichnet Autopsie allgemein jegliches Zeugnis eines Menschen, der etwas von ihm Berichtetes mit eigenen Augen gesehen hat. Der Begriff wurde später für die innere Leichenschau gebräuchlich. In der Zeit vor den Röntgenbildern war es Ärzten erst nach dem Tod des Patienten bei der Leichenöffnung möglich, ein krankes inneres Organ mit ihren Augen zu erblicken.

Die Strafprozessordnung schreibt dem Rechtsmediziner, speziell dem Leiter eines öffentlich-rechtlichen Instituts für Rechtsmedizin, eine herausragende Rolle zu. Er gehört zu den amtlichen Personen, die gesetzlich für die gerichtliche Leichenöffnung vorgeschrieben sind. Insofern ist er nicht weisungsgebunden durch Polizei, Staatsanwaltschaft und Gericht. Er ist selbst eine Institution der Rechtspflege. Die Unabhängigkeit ist in Deutschland auch insofern sichergestellt, weil die Institute für Rechtsmedizin in allen Bundesländern an Universitäten eingerichtet sind.

Der Ablauf einer Leichenöffnung folgt klar definierten Regeln. Bei jeder Obduktion werden grundsätzlich immer die drei Körperhöhlen eröffnet: die Schädelhöhle mit dem Gehirn, der Brustraum mit Herz und Lunge und die

Bauchhöhle mit den Eingeweiden, Magen und Darm, Leber, Bauchspeicheldrüse, Niere, Milz und Geschlechtsorgane.

Ein wichtiges Gebot besteht darin, den Leichnam äußerlich so wenig wie möglich zu beeinträchtigen und seine äußere Hülle nach der Sektion wieder optimal herzustellen. So kann der Verstorbene auch nach einer Sektion zur Abschiednahme pietätvoll aufgebahrt werden. In Totenkleidung gehüllt, ist er für die Angehörigen keineswegs entstellt.

Die Untersuchung der inneren Organe erfolgt nach festgesetzten Regeln, die sich durch jahrhundertealte Erfahrung der Anatomen, Pathologen und Rechtsmediziner herausgebildet haben. Über den Ablauf der Sektion und die Befunde der äußeren und inneren Leichenschau fertigen die Obduzenten ein ausführliches Protokoll. Es gliedert sich in folgende Abschnitte: äußere Leichenschau, innere Leichenschau, Darstellung des Sachverhalts, Sektionsdiagnose, Todesursache und Begutachtung.

Als weiterführende Untersuchungen stehen eine Reihe von speziellen Maßnahmen zur Verfügung: Mikroskopie, Elektronenmikroskopie, Bildgebung durch Computertomographie und Magnetresonanztomographie, chemisch-toxikologische Untersuchungen, Molekulargenetik und DNA-Technologie.

Im Protokoll werden neben den inneren Erkrankungen vor allem jegliche äußere Gewalteinwirkung und Hinweiszeichen für eine Vergiftung detailliert aufgelistet. Das Protokoll darf keine unverständlichen medizinischen Fachausdrücke enthalten. Es muss so abgefasst sein, dass es von medizinischen Laien nachvollzogen und verstanden werden kann. Gegebenenfalls wird der Rechtsmediziner auch als Sachverständiger vor das zuständige Gericht gebeten, um seine Befunde nochmals persönlich zu erläutern und zu begründen.

Neben der gerichtlichen Sektion, die durch die Strafprozessordnung geregelt ist, gibt es noch diverse weitere Formen der Sektion, die mehr oder weniger detailliert gesetzlich geregelt sind: zum Beispiel klinische Sektionen, anatomische Sektionen, berufsgenossenschaftliche Sektionen (zur Aufklärung von Berufserkrankungen), Sektionen nach dem Infektionsschutzgesetz. Soweit es keine gesetzliche Rechtfertigung für die Sektion gibt, kommt unter Berücksichtigung des fortwirkenden Persönlichkeitsrechts des Leichnams auch eine private Obduktion mit Zustimmung der Angehörigen in Betracht.

# Showdown des Auftragskillers

Er war keiner von der leisen Sorte. Keiner, der das Verborgene schätzte und die Bescheidenheit. Er wollte, dass es sich in den einschlägigen Kreisen herumspricht, wie er seine Jobs erledigt, hart, solide und zuverlässig. Ein Mann, der ohne zu zögern tötet, sachlich, schnell, vorzugsweise mit einem Schuss in den Kopf, am besten von hinten. „Ich bin der Eliminator. Alle haben Angst vor mir", tönte der als „St. Pauli-Killer" bekannt gewordene Werner „Mucki" Pinzner über sich selber. Acht Auftragsmorde habe er ausgeführt, erzählte der 39-Jährige. Und er schien stolz darauf zu sein.

So ein Typ tritt nicht unauffällig ab, wenn er keinen Ausweg mehr sieht. Nach seiner Verhaftung lebenslang in den Knast wandern und dort langsam immer weniger werden, immer unbedeutender und eines Tages ganz vergessen sein? Nein, Pinzner brauchte die ganz große Show. Und so wird sein letztes Verbrechen eine Bluttat in eigener Sache. Sein „Abgang" ist sorgsam geplant und gewollt spektakulär, er nimmt dabei zwei weitere Menschen mit in den Tod. Er ermordet mit der ihm eigenen Kaltblütigkeit erst einen Staatsanwalt, tötet dann seine Frau und unmittelbar danach sich selber.

*Die Gerichtsmedizin kann nicht die Gedanken und die Fantasie im Gehirn des Mörders analysieren, auch nicht die des Selbstmörders. Wir dokumentieren seine konkreten Taten, in diesem Fall das ungewöhnliche Mord- und Selbstmordgeschehen. Das Geschehen war zu diesem Zeitpunkt so nicht voraussehbar. Der Abgang von Pinzner kam völlig überraschend.*

Es ist eine Tat, die Hamburg im Jahr 1986 erschüttert. Die Stadt ist ohnehin schon aufgewühlt und beunruhigt durch mehrere Morde im Milieu, rivalisierende Banden wollen auf dem Kiez Stärke und Macht demonstrieren. Es geht um viel Geld und Dominanz, um Bordellanteile und Kokain, um den Straßenstrich und illegales Glücksspiel. Es kommt zu handfesten Auseinandersetzungen, schließlich zu einem ersten Kapitalverbrechen und dann zu weiteren. Und mittendrin Werner Pinzner.

Seine Festnahme ist für die Polizei ein gigantischer Coup. Man will endlich die Strukturen und Hintergründe aufschlüsseln, und Pinzner scheint nur zu bereit, dazu nach Kräften beizutragen. In ersten Vernehmungen gesteht er, für mehrere dieser Verbrechen verantwortlich zu sein. Und er kündigt an, bei einer weiteren Befragung im Polizeipräsidium noch einmal so richtig auspacken zu wollen.

Doch dieser 29. Juli 1986 wird nicht der Höhepunkt erfolgreicher Aufklärungsarbeit der Ermittlungsbehörden bei einer Serie von Morden, sondern endet als ein blutiges Desaster – ausgerechnet im Hochsicherheitstrakt. Damit wird die Institution Polizei ins Mark getroffen. Mit einem Revolver, den seine Frau mithilfe einer Verteidigerin ins Präsidium schmuggelt, führt Pinzner sein letztes Verbrechen aus. „Das ist eine Geiselnahme", schreit er plötzlich, wenig später fallen Schüsse. Augenblicke danach finden

Polizeikräfte in Zimmer 418 des Polizeipräsidiums den durch einen Kopfschuss schwer verletzten Staatsanwalt. Werner Pinzner und seine Frau Jutta liegen sterbend da, dicht nebeneinander. Der 39-Jährige hat die Waffe noch in der rechten Hand, die auf seinem Brustkorb ruht. Nur Momente später macht er seinen letzten Atemzug. Der Staatsanwalt, der mit einem Rettungshubschrauber ins Universitätsklinikum Eppendorf gebracht wird, ist so schwer verletzt, dass er einen Tag später stirbt.

*Pinzner hat seine Frau durch einen Schuss in den Mund getötet. Auch den anschließenden Suizid beging der Mann auf dieselbe Weise. Er kniete sich neben die Leiche seiner Frau, schob sich den Lauf seiner Waffe in den Mund und drückte erneut ab. Tötungsdelikte durch Schüsse in den Mund sind sehr ungewöhnlich. Es gab bislang nur zwei dieser Art in Hamburg. Einmal traf es einen Mann in einem Abbruchhaus auf St. Pauli, der durch einen Fernschuss in den weit geöffneten Mund gestorben war. Der Fall wurde nie aufgeklärt.*

*Ich habe es auch sonst noch nie erlebt, dass ein Partner sich hinhockt und sich in den weit geöffneten Mund schießen lässt, so wie Jutta Pinzner es getan hat. Dies ist mit Schusskanal zum Hinterkopf eine sichere Tötungsmethode. Bei der Obduktion beider Eheleute wurde jeweils ein Kopfdurchschuss von unten nach schräg oben festgestellt, unter anderem mit schwersten Hirnverletzungen und Knochenzertrümmerungen der Schädel.*

*Wir haben damals im Institut für Rechtsmedizin in mehreren Teams gearbeitet. Pinzners Leiche zu sezieren, war schon etwas Besonderes, weil wir früher mehrere seiner Opfer auf dem Obduktionstisch hatten und nun auch den Verantwortlichen für diese Morde selber. Und zugleich herrschte bei uns in der Rechtsmedizin große Betroffenheit,*

*weil der Staatsanwalt ebenfalls tödlich verletzt war. Es ist*
*zu meiner Zeit der einzige Ankläger in Hamburg, der in*
*Ausübung seines Amtes zu Tode gekommen ist.*
In seiner Nähe gibt es zwei Einschusslöcher, eins in der
Tür und eins in einem Rollschrank. Eine dritte Kugel aus
Pinzners Revolver, einem 38.er Smith & Wesson, ist in die
Stirn des Anklägers eingedrungen und hat die nicht zu
überlebenden Hirnverletzungen verursacht. Eine Rekon-
struktion des Vorgangs ergibt, dass der Staatsanwalt vermutlich auf einem Stuhl mit Rollen gesessen hat. Ein
Zeuge erinnert sich zudem, einen Schmerzensschrei von
ihm gehört zu haben. Eine Notoperation hat den 40-jäh-
rigen Juristen nicht retten können.
*Zudem hat ein Projektil den Ringfinger seiner linken*
*Hand zertrümmert. An der Rückseite des Fingers war das*
*Einschussloch, an der Beugeseite das Ausschussloch. Ob es*
*eine oder zwei Kugeln waren, die den Staatsanwalt verletz-*
*ten, konnte nie abschließend festgestellt werden. Unser Gut-*
*achten kam später zu dem Schluss, dass es wahrscheinlich*
*nur ein Projektil war. Offenbar hat der Jurist reflexartig*
*schützend die Hand vors Gesicht gehalten, die zunächst*
*durchschossen wurde, ehe die Kugel dann in den Kopf des*
*Mannes eindrang.*
Es hätte auch jemand anderen treffen können. Dieser
Ankläger ist einer von mehreren Ermittlern, die schon
länger hinter Pinzner her sind, viele davon auch Polizei-
beamte und teilweise zusammengeschlossen zu einer
Sonderkommission aus Spezialisten der Bereiche Mordkommission, Organisiertes Verbrechen, Rauschgift und
Mobiles Einsatzkommando. Endlich ist die Verhaftung
des Schwerverbrechers gelungen, am 15. April 1986 in
dessen Wohnung. Als er von den Beamten abgeführt
wird, wirkt der Festgenommene einigermaßen rampo-

niert, ohne Hose, mit einer Decke um den Bauch und wirrem Haar. Und trotzdem trumpft er auf. „Das könnt ihr alles wegschmeißen", sagt er noch am selben Abend zu einem Ankläger und deutet auf eine Kiste mit Ermittlungsakten. „Ich kann Euch alles erzählen. Ich habe acht Menschen umgebracht. Ich bin es."

Er habe seine Aufträge, schreibt er in einem Brief an seine Schwester, „so gut ich konnte erledigt. Du, das ist ein Job wie jeder andere. Das Arbeitsamt hatte ja doch nichts für mich." Und tatsächlich liefert Pinzner seinen Auftraggebern das, was sie von ihm wollen: zuverlässige Tötungen, prompt erledigt. Er sei der „Killer der Nation", prahlt er. Bis zum Schluss kann niemand mit Sicherheit sagen, wie viele Morde tatsächlich auf sein Konto gehen.

Seinen ersten Auftrag bekommt Pinzner, als er zum ersten Mal eine langjährige Haftstrafe wegen Beteiligung an einem Raubüberfall absitzt, bei dem ein Mann ums Leben gekommen ist. Er behauptet steif und fest, nicht geschossen zu haben. „Ich saß neun Jahre im Zuchthaus und bin jeden Tag gestorben", sagt er später in einer Vernehmung über diese Zeit. Er behauptet, der Staat habe durch die Haft erst ein Monster aus ihm gemacht. Also hat er wenig Bedenken, als er noch im Knast engagiert wird, um einem Mann aus Kiel „eine beizupulen". Er soll den ehemaligen Bordellbesitzer, der angeblich wegen eines Familienstreits und einer offenen Kokainrechnung unbequem geworden ist, auf den Kopf hauen oder ihm den Finger abhacken.

So ist es in diesen Kreisen üblich. Doch die Methode passt Pinzner nicht. Er wolle es auf seine Art machen, sagt er, er quäle keine Leute. „Ich sag, ich geh hoch und knall ihn weg."

Und so fährt er während eines Freigangs aus dem Gefängnis im Juli 1984 in Begleitung eines Komplizen nach Norden. „Grauenhafte, tierische Schreie", so erzählt es später eine Zeugin, habe das Opfer ausgestoßen, als die beiden Täter den Mann in seiner Wohnung zu Boden stoßen, sich über ihn hocken, ihn mit den Händen am Boden fixieren und die Waffe an seinen Schädel drücken. Immer wieder kreischt er: „Nein, nein, nein!" Es nützt ihm nichts. Der Mann stirbt durch eine Kugel in den Hinterkopf.

30 000 Mark ist Pinzners Lohn für diesen zur Zufriedenheit des Auftraggebers erledigten Job. Gut zwei Monate später tötet er wieder als Lohnkiller einen Zuhälter, erneut mit einem Schuss. Seine Waffe hat er in seinem bevorzugten Outfit verborgen, einer bequem sitzenden Jogginghose, die er mit Hosenträgern in Form hält. Er lässt sich von dem arglosen Zuhälter in dessen Wagen in eine stille Garageneinfahrt fahren. Pinzner sitzt auf dem Rücksitz. Der Fahrer dreht sich zu ihm um, will sich mit ihm unterhalten. Von Angesicht zu Angesicht, so heißt es später in den offiziellen Akten im Prozess gegen seine mutmaßlichen Auftraggeber, „fühlte sich Pinzner am Vollzug des unmittelbar bevorstehenden Todesschusses gehemmt".

Er verwickelt den Mann in ein Gespräch und lenkt ihn durch eine Finte ab, sodass sein Opfer das Gesicht nach vorn wendet. Nun schießt der Killer, wie er es am liebsten mag: von hinten in den Kopf. Die Kugel bleibt im Schädel stecken. Es ist ein schneller Mord. Am nächsten Tag, als der Tote gefunden wird, nimmt es sich auf den ersten Blick wie eine harmlose Szenerie aus: Das Autoradio läuft, und der Mann sitzt noch auf dem Fahrersitz.

Die Tat, ohne viel Aufhebens präzise ausgeführt, bringt dem Mörder rasch weitere Aufträge ein. Es gibt mehrere

Männer, die anderen im Weg sind und die diese gern beseitigt haben wollen. Die Motive ähneln sich vermutlich: Wenn ein Geschäftspartner durch extensiven Kokainmissbrauch unberechenbar geworden ist, wird er gefährlich und muss deshalb aus dem Verkehr gezogen werden. Das Skurrile dabei: Der als Vollstrecker bevorzugte Pinzner ist zu dem Zeitpunkt selber längst regelmäßiger Konsument diverser Drogen, auch von Kokain.

Für ihn ist das kein Problem. Wochen später erledigt der Lohnkiller einen weiteren Mann aus dem Milieu auf ähnliche Weise, diesmal in der Nähe von München. Die Leiche des Enddreißigers wird auf einem Waldweg gefunden. Er hat zwei Kopfschüsse, den ersten von hinten, der jedoch vermutlich nicht sofort tödlich war. Das zweite Projektil trifft das Opfer von der Seite. Es ist ein aufgesetzter Schuss, der von der Schläfe aus das Gehirn durchschlagen hat. Am Ausschuss ist ein ganzes Stück Schädelknochen herausgesprengt. Der Schütze muss diese zweite Kugel abgefeuert haben, als das Opfer schon auf dem Boden lag. „Von hinten hab ich ihm das Ding an die Birne gehalten", erklärt Pinzner später in einer Vernehmung dazu.

Ein halbes Jahr darauf tötet er zwei weitere Männer. Einer von ihnen betreibt ein Bordell, der andere ist sein Wirtschafter. Auch diese Opfer sterben durch Kopfschüsse. Über seinen Auftraggeber hat Pinzner später in Vernehmungen gesagt, er hätte bei ihm „fast eine Lebensstellung haben können".

*Pinzner war schon einer der spektakulären Mehrfachmörder, der wohl bekannteste und gefährlichste Profikiller, der mir untergekommen ist. Es war außergewöhnlich, dass er ein intensiver Drogenkonsument war, bei seinen Tötungsdelikten aber immer eiskalt agiert hat.*

Der „St.-Pauli-Killer" selber sagt dazu später, bei seinen Morden sei es nichts Persönliches gewesen. „Es war mein Geld, was mich da motiviert hat. Einzig und allein mein Geld." Zwischen 20 000 und 40 000 Mark bekommt er für eine Hinrichtung. Im Milieu anerkannte Statussymbole wie die schillernde Rolex oder das protzige Auto sind damit nicht ohne Weiteres erschwinglich. Vor allem nagt an Pinzner, dass seine Ambitionen auf dem Kiez ins Leere laufen. Eigentlich hatte man ihm versprochen, ihn am Geschäft mit der Prostitution zu beteiligen. Und doch bleibt er für die anderen lediglich der Mann fürs Grobe.

Und so will Pinzner nach seiner Festnahme nun endlich den erhofften Respekt der Szene bekommen, die anderen sollen vor ihm zittern. Vor ihm, der so richtig auspacken und andere belasten könnte. Tatsächlich löst seine Verhaftung viel Unruhe auf den Kiez aus. So manch einer, das ist auch der Justiz klar, könnte ihm nach dem Leben trachten, um einen Mitwisser für alle Zeiten mundtot zu machen.

Er wird unter schwerer Bewachung ins Polizeihochhaus gebracht. Man befürchtet einen Anschlag auf ihn. Angeblich ist ein Kopfgeld von 300 000 Mark auf ihn ausgesetzt. So viel ist es offenbar manchen wert, dass er keine Gelegenheit bekommt zu reden.

Schon früher hatten Gegner offenbar einen Mordplan mit dem Killer als Opfer ausgearbeitet. Danach sollte er in ein bestimmtes Haus gelockt und dort erschlagen werden. Seine Leiche sollte anschließend in der Badewanne ausbluten, in einem Fleischwolf zerlegt und den Kampfhunden zum Fraß vorgeworfen werden. Eine Methode, die man sonst aus Mafiakreisen kennt. Nur dass dort eher von Schweinen als zuverlässigen „Verwertern" der Leichenteile die Rede ist.

Wie kommt jemand zur Laufbahn eines Auftragskillers, in der es am Ende um etliche gleichermaßen brutale und eiskalte Gewaltverbrechen geht? Der Menschen umbringt und selber als lohnendes Ziel eines tödlichen Anschlags erachtet wird? Sein familiärer Hintergrund scheint zunächst unauffällig. Werner Pinzner wird 1947 als Sohn eines Rundfunkmechanikers und einer Filialleiterin geboren, er wächst in Bramfeld auf, prügelt sich schon in der Schule und schlägt auch seine Eltern. Als sein Vater ihn maßregelt, schüchtert ihn das nicht etwa ein. Er rächt sich, indem er das Auto seines Vaters mutwillig beschädigt.

Später wird er mehrfach wegen Körperverletzung verurteilt, bekommt unter anderem 70 Tage Strafhaft. An seinen Vorstrafen scheitert auch seine angestrebte Verpflichtung bei der Bundeswehr. Er heiratet zum ersten Mal, bekommt 1971 eine Tochter. Er hat mehrere Jobs, von denen er jedoch keinen lange durchhält, unter anderem als Fahrer und als Fliesenleger. Seine Ehe scheitert. 1975 beteiligt er sich am dem Raubüberfall, bei dem der Marktleiter erschossen wird. Schon vor seiner Verurteilung lernt er seine zweite Frau kennen, Jutta. Von den zehn Jahren Freiheitsstrafe sitzt er neun Jahre ab. Als er entlassen wird, ist er auf dem direkten Weg zum Killer.

Wegen eines bestimmten Mordes wird er im April 1986 verhaftet. Doch offenbar sind es mehr. „Ich habe acht Menschen umgebracht. Von Flensburg bis Salzburg", tönt er später bei einer Vernehmung. Und gegenüber Mitgefangenen prahlt er: „Ich bin hier der Leiter eines Marionettentheaters. Ich brauche nur an einer Strippe zu ziehen, und dann springt der Betreffende." Es ist für alle in seinem Umfeld offensichtlich, dass er mit den Marionetten Personen aus der Hamburger Justiz meint.

Pinzner ist sich seiner Bedeutung für die Ermittlungen sicher, in denen es gilt, weitere Einzelheiten über Strukturen und Hintermänner mehrerer Kapitalverbrechen zu erfahren. Er ist so davon überzeugt, dass Polizei und Justiz den Auftragsmörder bei Laune halten wollen, dass er glaubt, an sich unvorstellbare Forderungen äußern zu können. Er verlangt immer wieder, dass er mit seiner Frau zwei Tage und eine Nacht außerhalb des Gefängnisses verbringen will. Immerhin erreicht er, dass sie von Mitte Juni an bei seinen Vernehmungen dabei sein darf, in der Rolle des Beistandes.

Den wahren Grund, warum ihre Anwesenheit für den Killer so wichtig ist, ahnt zu diesem Zeitpunkt niemand. Seine Ehefrau ist es, die ihm bei seiner letzten Vernehmung den Revolver zuspielt, mit dem er die blutige Katastrophe im Polizeipräsidium auslöst. Und sie ist schon lange entschlossen, mit ihm zusammen in den Tod zu gehen.

Dabei mag sie eigentlich keine Schusswaffen. Ursprünglich schlägt die 39-Jährige noch vor, einen gemeinsamen Suizid mit Zyankali zu begehen. „Wir könnten uns küssen und wären beide weg", schreibt sie ihm in einem Kassiber ins Gefängnis. „Wenn es die Möglichkeit gibt, bitte nimm mich mit oder wenigstens sorg dafür, dass ich tot bin. Mein letzter Wunsch wäre, dass wir zusammen gehen." Und sie schreibt auch: „Du bist mein Gott."

Das sind große, überraschende Worte für eine eigentlich bieder wirkende Frau.

*Zwischen Pinzner und seiner Frau gab es ein besonderes Verhältnis, über das ich viel nachgegrübelt habe. Dass diese unbescholtene Frau zu diesem Profikiller so ein inniges Verhältnis haben kann! Man fragt sich, welche Qualität diese Bande haben, dass sie ihm so grenzenlos ergeben ist und ihr Schicksal mit seinem so bedingungslos verbindet. Diese offensichtliche psychische Abhängigkeit von ihrem hochkriminellen Mann ist aufsehenerregend. Und ebenso ist es die Art, wie sie sich von ihm töten ließ: auf Knien, zu ihm aufschauend, durch einen Schuss in den Mund.*

Dieser Showdown ist lange geplant. Mitwisserin ist die Anwältin Pinzners, die regelmäßig für ihn Kassiber in den Knast geschmuggelt hat und auch diverse Drogen. Über Monate hat sie ihn fast täglich im Gefängnis besucht. Und natürlich ist die Verteidigerin auch bei der Vernehmung dabei, die seine letzte werden soll. Sie hilft Jutta Pinzner dabei, die Waffe ins Polizeipräsidium zu schmuggeln. Deswegen wird sie später wegen Beihilfe zum Mord zu sechseinhalb Jahren Freiheitsstrafe verurteilt.

Im Nachhinein klingt es wie Ironie, dass der ermittelnde Staatsanwalt an diesem Tag Pinzner mit den Worten „Nun schießen Sie mal los" zum Erzählen auffordert. Vorher hat der Lohnkiller noch in aller Ruhe Brötchen und Kaffee geordert. Er hat sich über die stickige Luft im Vernehmungszimmer beschwert und ist zum Fenster gegangen. Bei dieser Gelegenheit, so rekonstruieren es die Ermittler später, hat er vermutlich die Waffe aus der Handtasche gefischt, die seine Frau über die Stuhllehne gehängt hat. Plötzlich hat er den Revolver in der Hand und bedroht die Ermittler. Es fallen Schüsse. Zwei Polizisten können sich aus dem Zimmer retten. Pinzner schießt erneut und verbarrikadiert sich mit seiner Frau in dem Raum. Er ruft seine Tochter aus erster Ehe an und sagt zu ihr: „Ich liebe dich." Und seine Frau ergänzt: „Was jetzt geschieht, haben wir so gewollt." Dann kniet sie nieder und öffnet den Mund. Ein Schuss hallt durch den Raum, als die Kugel in ihren Schädel eindringt. Und dann noch einer, mit dem Pinzner sich selber tötet, ebenfalls im Knien.

Ein schneller, lauter, blutiger Tod. Und damit so ganz nach Pinzners Gusto. Wenn er es gewollt hätte, hätte er sich auch auf die schleichende, leise Art das Leben nehmen können. Er war schon lange dabei, sich allmählich zu vergiften. Ein massiv drogensüchtiger Mann, dem es auch im Knast jederzeit gelang, an Heroin oder Kokain zu kommen.

*Pinzner war ein chronischer, intravenöser Drogenkonsument. Bei seiner Obduktion fanden wir etliche Einstichstellen, manche von ihnen waren teilweise von Tätowierungen verborgen. Einige typische, zum Beispiel im Bereich des Ellbogens, haben wir mikroskopisch untersucht. Manche waren älter, andere zum Teil nur wenige Stunden alt. In der Umgebung der Venen fanden wir typische Fremdsubstanz-Ablagerungen („Spritzendreck"). Die Venen waren vernarbt, und im Lungengewebe zeigten sich die Spuren des Drogenkonsums. Er war ein Fixer und hat auch im Knast weiter fixen können.*

*Die toxikologische Untersuchung des Leichnams ergab, dass Pinzner Diazepam und dessen Stoffwechselprodukte im Blut hatte, im Urin fanden sich Abbauprodukte von Kokain und Haschisch und ebenfalls Diazepam. Eine Haaranalyse ergab Rückstände von Morphin und Kodein. Das sind eindeutige Hinweise auf einen länger andauernden Heroinmissbrauch. Und darüber hinaus fanden wir in seiner Hose ein haselnussgroßes Haschischstück. Er hat also so ungefähr alles konsumiert, was damals zu bekommen war. Seine Beschaffungswege wurden nicht abschließend geklärt. Pinzner war offensichtlich schwerst drogenabhängig. Insofern ist sein Tod auch im weiteren Sinne als Rauschgifttodesfall zu werten.*

*Eine weitere Besonderheit bei der Sektion: In seinem Magen wurden zahlreiche Quecksilberkügelchen gefunden.*

*Diese Substanz ist bekanntlich hochgiftig. Wer ihm das verschafft hat und warum er es genommen hat, war nicht zu klären. Pinzner wollte offenbar in jeder Hinsicht sichergehen, dass er ins Jenseits gelangt. Wegen der hohen Quecksilbermenge wäre er an einer Vergiftung gestorben. Und auch seine Frau Jutta hatte Quecksilberkugeln im Magen. Das ist ein bekanntes Phänomen: Entschlossene Selbstmörder haben häufig gleichzeitig zwei Methoden, um sich umzubringen.*

Vor allem jedoch hat Pinzner seinen Revolver, mit dem er gut umzugehen weiß. In einem braunen Kuvert, das er zur Vernehmung mitbringt, steht: „Ich werde noch mal hinlangen. Die Schweine haben mich ja so geflachst. Viele Grüße. Mucki"

## Handlungsfähigkeit bei Kopfschuss

Präzise, sicher und absolut tödlich: Pinzner hat bei seinen Auftragsmorden stets die Kugeln so abgefeuert, dass er überzeugt sein konnte, die Opfer würden die Anschläge nicht überleben. Doch ein Kopfschuss muss nicht immer tödlich sein. Im Gegenteil gibt es immer wieder Fälle, in denen solche schweren Verletzungen nicht nur überlebt werden, sondern bei denen die Handlungsfähigkeit vollständig erhalten bleibt.

Für Ärzte ist nicht nur dieses Phänomen von größtem Interesse. Es ist auch kriminalistisch bedeutsam, wenn es um die Frage geht, ob mehrere Kopfschussverletzungen bei einer aufgefundenen Leiche nicht auch selbst beigebracht worden sein können. Die Hamburger Rechtsmediziner verweisen dabei unter anderem auf zwei ungewöhnliche Fälle.

Da ist der 32 Jahre alte Mann, der sich offenbar in Suizidabsicht in einem Waldstück mit einer Pistole in den Mund schießt. Anschließend steigt er in seinen Wagen, den er in etwa 300 Meter Entfernung abgestellt hat, und fährt damit rund zwei Kilometer bis zu der Wohnung seiner Eltern. Blutüberströmt, so erzählt es seine Mutter später, verlässt er den Wagen und schließt sich in seinem Zimmer ein. Auf das Rufen seiner Mutter reagiert er nicht. Als sie einen Abschiedsbrief findet, alarmiert sie die Feuerwehr, die die Zimmertür aufbricht. Der Mann liegt auf seinem Bett, ist wach und bewusstseinsklar.

Eine erste Untersuchung durch einen Notarzt ergibt eine große Hautunterblutung in der rechten Scheitelregion. In einer Klinik wird der Patient neurologisch untersucht mit unauffälligem Befund. Erst nachdem nachgefragt wird, erzählt der Mann, er habe nicht mehr leben wollen und sich in den Mund geschossen. Jetzt habe er Kopfschmerzen. Ein Röntgenbild zeigt ein Projektil in der rechten Schläfengegend und einen Schusskanal vom Gaumen in deren Richtung. Er wird operiert, das Projektil entfernt. Zwölf Tage später wird er aus dem Krankenhaus entlassen. Seine einzige Einschränkung ist eine geringfügige Schwächung der Arm- und Beinmuskulatur, geistig wirkt er fit. Er sagt, er sei im Nachhinein froh, dass sein Suizidversuch „nicht geklappt" habe.

Im zweiten Fall schießt sich eine Frau, die nicht mehr leben will, in ihrer Wohnung mit einer Pistole durch den Mundboden in den Kopf. Ihr Lebensgefährte alarmiert den Notarzt, der die Frau wach, ansprechbar und neurologisch unauffällig vorfindet. Im Krankenhaus werden eine Einschusswunde unterhalb des Unterkiefers sowie eine Ausschusswunde an der Stirn mit Austritt von Hirn festgestellt. Die Frau wird operiert, zeigt keine neurologischen Ausfälle.

Prof. Dr. Klaus Püschel: „Aus Begutachtungen von Patienten in der Psychiatrie weiß ich, dass bei manchen Menschen *nach* einem Suizidversuch mit Hirnverletzung die depressiven Gedanken wie ausgelöscht sind. Sie sprechen in distanzloser Weise von ihrer Tat, lachend oder Witze reißend. Suizidale Gedanken sind nicht mehr vorhanden. Inwieweit die Hirnfunktion gestört wird, ist ganz wesentlich von der Lage des Schusskanals abhängig. Bei Verletzung des Hirnstamms, wie zum Beispiel durch einen Genickschuss, ist eine sofortige Bewusstlosigkeit und damit auch Handlungsunfähigkeit die Folge. Bei einem Stirn- oder Schläfenschuss ist dies nicht unbedingt zu erwarten. Ein Schuss von Schläfe zu Schläfe führt manchmal nicht zum Tod, aber in der Regel zum Erblinden, weil der Sehnerv durchtrennt wurde."

## Politoxikomanie

Heroin, Kokain, Haschisch und das Beruhigungsmittel Diazepam: Im Körper von Werner Pinzner wurden Rückstände unterschiedlicher Drogen gefunden. Daraus kann der Schluss gezogen werden, dass er von mehreren Suchtstoffen abhängig war, das heißt er litt unter Politoxikomanie. Die beabsichtigte Wirkung der Einnahme von mehreren Substanzen ist die Verstärkung oder Beschleunigung oder auch Dämpfung der jeweiligen Drogenwirkung. So kann während eines aktuellen Drogenkonsums beispielsweise die zu starke Aufputschung und Unruhe zu einer Einnahme von Beruhigungsmitteln führen. Problematisch ist, dass sich die Wirkungen gegenseitig stark beeinflussen und das Ergebnis für den Konsumenten nicht kalkulierbar ist. Als Folge sind starke psychische oder körperliche Beeinträchtigungen wie Halluzinationen oder Herzrasen möglich.

# Gefährliche Liebschaft

Vergewaltigung: Es ist eines dieser schweren Verbrechen, die die Opfer aufs Massivste belasten, die sie dauerhaft in ihrem Leben beeinträchtigen können, bis nichts mehr so ist, wie es war. Sicherheit, Ausgeglichenheit, Vertrauen, Selbstbewusstsein – all dies kann zerstört sein durch einen Übergriff, bei dem es dem Täter manchmal weniger um sexuelle Befriedigung geht als um Macht und Demütigung.

Aber in Einzelfällen können auch Frauen durch Machtmissbrauch den Mann traumatisieren: wenn sie ein Geschehen schildern und zur Anzeige bringen, das sich so nicht zugetragen hat. Was wirklich war, wissen in der Regel nur die beiden, Mann und Frau. Ob brutale Gewalt und Zwang angewandt wurden oder beide gleichermaßen „das Eine" wollten? Aussage steht hier oft gegen Aussage. Und wem soll man glauben, wenn es möglicherweise um ein Verbrechen geht, an dem viel hängt: eine mögliche Bestrafung, vielleicht sogar Haft, das Renommee eines Menschen, vielleicht sein ganzes weiteres Leben?

Verletzungen am mutmaßlichen Opfer können entscheidende Hinweise bei der Annäherung an die Wahrheit liefern. Und die sind bei der Frau, die im Jahr 2010 eine Vergewaltigung anzeigt, nur zu offensichtlich. Die Hautritzer, die Schürfwunden am Hals und vor allem diese Hämatome: Sehr eindrucksvoll, ausgeprägt und umfangreich sind die Blutergüsse an den Innenseiten der Oberschenkel der Frau. Es sind eindeutig Folgen von Gewalteinwirkung, bestimmt schmerzhaft.

Aber sind sie auch wirklich bei einer vermeintlichen Vergewaltigung entstanden? Dieser Vorwurf mündet in einen der aufsehenerregendsten Prozesse der vergangenen Jahre. Es ist der den meisten deutschen Fernsehzuschauern bekannte und bei vielen beliebte Wettermoderator Jörg Kachelmann, der vor dem Strafgericht landet, weil ihm ein sexueller Übergriff auf seine frühere Geliebte vorgeworfen wird.

Ist der Prominente also nur scheinbar ein charmanter Frauentyp und in Wahrheit ein brutaler Vergewaltiger? Oder ist er, wie nicht wenige glauben, im Gegenteil das Opfer einer geschickten Falschbeschuldigung, motiviert womöglich durch Rache oder sogar Hass?

*Es spricht sehr viel dafür, dass es sich bei den Verletzungen der Frau um Manipulation handelt. Es gibt eindeutige Hinweise auf Selbstverletzung. Man fragt sich in Fällen, in denen den angeblichen Opfern solche Machenschaften nachgewiesen werden können: Was treibt eine Frau dazu an? Ahnt sie, welche katastrophalen Folgen sie damit auslösen kann – für denjenigen, den sie beschuldigt, für dessen Renommee, und auch für das eigene Leben, wenn herauskommt, dass man bewusst gelogen hat? Der Zeugenbeweis ist in einem solchen Fall hoch problematisch. Man muss schon sehr genau auf das Verletzungsmuster und den dargelegten Geschehensablauf achten. Und das Spurenbild muss richtig bewertet werden.*

Die 36-Jährige und der Wetterexperte haben schon lange ein Verhältnis. Und Sex spielt in dieser Beziehung offenbar eine große Rolle. Doch was die Frau der Polizei schildert, sprengt die Grenzen dessen, was ein einvernehmliches Geschehen genannt werden kann. Von Gewalt ist die Rede und von einem Messer. Zunächst habe es Streit gegeben, weil sie bei einem Treffen in ihrer Wohnung ihrem Geliebten Untreue vorgeworfen habe, erzählt Christine E. (Name geändert). Dann habe Kachelmann aus ihrer Küche ein Tomatenmesser geholt, es ihr an den Hals gehalten, sie ins Schlafzimmer gedrängt und sie vergewaltigt. Sie präsentiert ihre Verletzungen, rötliche Schürfungen am Hals, Striemen am Oberschenkel, Unterarm und am Bauch sowie etwa handtellergroße Hämatome an den Innenseiten der beiden Oberschenkel.

Als die Frau bei der Polizei vernommen wird und ihre Blessuren in Augenschein genommen werden, ist der Prominente aus dem ARD-Fernsehen bereits auf dem Weg nach Kanada, wo er bei den Olympischen Spielen in Vancouver moderiert. Bei seiner Rückkehr nach Deutschland sechs Wochen später wird Kachelmann auf dem Flughafen in Frankfurt festgenommen – eine Nachricht, die wie ein Blitz einschlägt. An diesem Tag, dem 20. März 2010, beginnt für den 51-Jährigen ein Albtraum, den er auch Jahre später kaum restlos verdaut haben wird. Wie auch, wenn sich jemand über lange Zeit dem Vorwurf ausgesetzt sieht, er habe ein schweres Verbrechen begangen, wenn sein Intimleben öffentlich bis ins letzte Detail durchleuchtet wird und er um seine Freiheit kämpfen muss?

Vier Tage später gibt es einen Haftprüfungstermin, bei dem Kachelmann angesichts der Vorwürfe der Vergewaltigung aussagt, es habe zwar Sex gegeben, aber ohne jeg-

liche Gewaltanwendung seinerseits. Erst danach sei es
zum Streit gekommen. Schließlich sei er gegangen und
habe im Hotel übernachtet. Der Haftrichter glaubt ihm
nicht. Die Version des Beschuldigten sei ihm schlicht
„nicht einleuchtend" erschienen, begründet der Richter
seinen Haftbefehl. Außerdem gehe er grundsätzlich davon aus, „dass jemand, der einen anderen einer Straftat
bezichtigt, wahrheitsgemäße Angaben macht". Nach dem
Termin muss Kachelmann, flankiert von Polizisten, in einen Gefangenentransporter einsteigen. Diese wenigen
Schritte auf dem Weg dorthin gelten später als eins der
am besten dokumentierten Ereignisse des ganzen Jahres:
Etliche Kameras filmen den Wetterfachmann, und vermutlich halb Deutschland hört seine Beteuerung: „Ich bin
unschuldig, das ist alles, was ich im Moment sagen kann.
Danke."

Es nützt nichts. Es folgen für Kachelmann vier Monate
im Untersuchungsgefängnis, bis schließlich der Haftbefehl aufgehoben wird und er wieder auf freien Fuß
kommt. Hintergrund dieser Entwicklung ist ein Gutachten einer Bremer Psychologieprofessorin. Diese hat das
mutmaßliche Opfer umfassend befragt, um herauszufinden, ob deren Vergewaltigungsvorwürfe auf realem
Erleben basieren. Ihre Expertise ergibt, dass es psychologisch betrachtet keinen Beweis dafür gebe, dass
Christine E. durch Kachelmann vergewaltigt wurde. In
Bezug auf die Detailliertheit und in der logischen Kon-
sistenz der Aussage gebe es Zweifel, so die Psychologin.
Es sei aber insgesamt nicht möglich festzustellen, ob die
Frau über die Tat als solche die Wahrheit sage oder nicht.
Ein weiterer Aussagepsychologe kann später im Prozess
die Möglichkeit einer falschen Bezichtigung nicht aus-
schließen.

Weitere Gutachter kommen zu unterschiedlichen Ergebnissen darüber, ob die Zeugin glaubwürdig sei. Dabei geht es vor allem um die Frage, ob Erinnerungslücken eher dafür sprechen, dass es eine traumatisierende Situation gegeben habe. Andere meinen, gerade belastende Erlebnisse blieben besonders präzise im Gedächtnis. Dass sie zu bestimmten Details der Vorgeschichte der angeblichen Tat nicht die Wahrheit gesagt habe, räumt das mutmaßliche Opfer zudem auf Vorhalt selber ein. So muss sie etwa zugeben, dass sie schon sehr viel früher als zunächst geschildert von der angeblichen Untreue Kachelmanns erfahren hat. Zudem hat sie einen Brief mit den Worten „Er schläft mit ihr", den sie zuvor als anonymes Schreiben deklariert hat, in Wahrheit selber verfasst.

Doch die Anklage gegen Kachelmann ist zu diesem Zeitpunkt bereits erhoben. Die Vorwürfe der Staatsanwaltschaft lauten auf Vergewaltigung in einem besonders schweren Fall und gefährliche Körperverletzung, ein Verbrechen, bei dem das Gesetz im Regelfall eine Mindeststrafe von fünf Jahren vorsieht. Am 6. September 2010 beginnt vor dem Landgericht Mannheim eine Hauptverhandlung, die die „Süddeutsche Zeitung" als einen der „spektakulärsten Prozesse in der Geschichte der Bundesrepublik" bezeichnet. Und in dem es zu etwas kommt, was Teile der Presse die „Schlacht der Gutachter" nennen.

*Von einer Schlacht kann keine Rede sein. Ich habe meine professionelle Einschätzung abgegeben, nach Auswertung aller Spuren und mit voller Überzeugung. Und ich bin sicher, dass die anderen Gutachter es ebenso gehandhabt haben. Nur dass wir zu teilweise unterschiedlichen Ergebnissen gekommen sind beziehungsweise manche der Experten sich vorsichtiger geäußert und andere sich entschiedener festgelegt haben.*

Allein vier Rechtsmediziner sind während des Strafprozesses mit dem Fall Kachelmann befasst, darüber hinaus unter anderem Aussagepsychologen sowie Experten, die die Spurenlage analysieren.

Und auch dort gibt es Merkmale, die nicht für eine Täterschaft Kachelmanns sprechen. Ein Diplombiologe des Landeskriminalamts, der die angebliche Tatwaffe untersucht, erklärt im Prozess auf Befragen, man könne aus den Befunden am Messer keineswegs schließen, dass der Angeklagte es angefasst habe. „Eine Spurenverursachung" durch Kachelmann sei „nicht nachgewiesen".

Die mit dem Fall befassten Rechtsmediziner kommen zu unterschiedlichen Einschätzungen. In einem ersten frühen Gutachten, das der damalige Leiter des Instituts für Rechtsmedizin in Heidelberg, Rainer Mattern, erstellt, heißt es, offensichtliche Widersprüche zum geschilderten Tatablauf seien nicht festzustellen. Es gebe allerdings keine Halteverletzungen durch festes Zupacken eines möglichen Täters. Später im Prozess sagt er, weder könne er nachweisen, dass der Angeklagte die an der Frau festgestellten Verletzungen verursacht habe, noch dass die Frau es selbst gewesen sei. Die eindrucksvollen Hämatome an den Oberschenkeln der 36-Jährigen erklärt Mattern damit, dass sie von den Knien des Angeklagten verursacht worden sein könnten. Diese Variante entspricht der Version, die die Zeugin bei der Polizei geschildert hat.

Der Rechtsmediziner Bernd Brinkmann hat die Verletzungen von Beginn an für Blessuren gehalten, die sich die Frau selbst beigebracht haben müsse. Bei den vermeintlichen Messerschnitten an Hals und Bauch schließt er aus, dass diese mit einer Schneide zugefügt worden seien. In Bezug auf die Hämatome an den Oberschenkeln meint er sogar, dass die Zeugin vor ihrer Anzeige möglicherweise ausprobiert habe, wie dies am besten funktionieren könnte. Denn die Beschaffenheit der Hautunterblutungen in Größe und Lage an den Oberschenkeln der 36-Jährigen gleicht auf erstaunliche Weise Aufnahmen von Hämatomen, die die Kripo im Juli 2010 auf dem Computer der Frau unter den gelöschten Dateien gefunden hatte. Die Zeugin sagte dazu auf Nachfragen der Polizei, sie fotografiere mitunter zu Studienzwecken blaue Flecken. Doch Brinkmann wird im Verfahren nicht mehr als Gutachter gehört. Er wird wegen der Besorgnis der Befangenheit abgelehnt.

Unterstützung in seiner professionellen Einschätzung bekommt Brinkmann indes von Kollegen. Auch der Direktor des rechtsmedizinischen Instituts aus Köln, Markus Rothschild, hält die Tatschilderungen der Zeugin angesichts des Verletzungsbildes für „nicht nachvollziehbar". Die feine Parallelität der Spuren am Bauch sei unwahrscheinlich bei dem dynamischen Geschehen einer Vergewaltigung. Eine Selbstbeibringung sei wahrscheinlicher. Und auch dass die Frau nicht gespürt haben will, wie ihr die Verletzungen an den Oberschenkeln zugefügt wurden, ist für Rothschild wenig glaubhaft; eine derartige Gewalteinwirkung müsse man bemerken.

*Das durch die rechtsmedizinische Untersuchung dokumentierte Verletzungsmuster konnte nicht durch die von der Zeugin geschilderten angeblichen Bedrohungen und Übergriffe Kachelmanns geschehen sein. Vielmehr sprach es eindeutig dafür, dass die Zeugin sich die Verletzungen selber beigebracht hatte. Nicht die Frau ist hier das Opfer. Die Gesamtschau der Verletzungen, die die Frau davontrug, ist völlig atypisch für ein überfallartiges Geschehen.*

Im Fall Kachelmann geht es insbesondere um die Auswertung der Verletzungen des Opfers und des Spurenbildes am Messer.

*Als ich kontaktiert wurde, war die Hauptverhandlung bereits in vollem Gang. In solchen Situationen hat das Gericht üblicherweise keine Neigung, weitere Sachverständige zu laden, weil ja schon andere Experten im Prozess sitzen. Aber ein weiterer Gutachter kann vom Anwalt geladen werden. Das läuft formal über einen Gerichtsvollzieher, der die Ladung zustellt und über den auch gleich ein Vorschuss gezahlt wird. Das gehört zur Routine. Mit der Ladung über den Gerichtsvollzieher wurde ich dem Landgericht als weiterer Sachverständiger präsentiert und konnte an der Hauptverhandlung teilnehmen. Ich war bei mehreren Verhandlungstagen dabei und habe sowohl die mutmaßlich Geschädigte als Zeugin erlebt als auch die ermittelnde Kriminalbeamtin, die sie vernommen hatte. Später habe ich meine gutachterliche Einschätzung präsentiert.*

*Die Wunde am Hals ist auf keinen Fall so entstanden, wie die Frau es erzählt hat. Ich halte es sogar für unmöglich, dass überhaupt ein Messer durch Schnitt oder Ritzen diese Spuren hinterlassen hat. Auch die Kratzer am Bauch deuten auf Selbstverletzung hin. Diese gleichförmigen Verletzungen sind nicht bei einem Kampf entstanden. Man erkennt deutliche Probierverletzungen. Die Hämatome an den Oberschenkeln passen ebenfalls nicht zu einer Tat, wie Christine E. sie geschildert hat. Beide Unterblutungen sind genau gleich konfiguriert und liegen einander spiegelverkehrt gegenüber. Etwa bei einem Auseinanderdrücken der Beine der Frau durch ein Knie können sie nicht entstanden sein. Die Abdrücke sind sehr viel wahrscheinlicher durch Schläge mit einer Faust entstanden. Fleckförmige Abdrücke zum Beispiel von Handknöcheln etwa sind ziemlich gut erkennbar. Hätte Kachelmann auf das Opfer eingeboxt, hätte er dazu das Messer beiseite legen müssen. Aber da er laut Schilderung der Frau ihr ständig ein Messer an den Hals gehalten hat, kommt auch dies nicht in Betracht. Auch das Spurenbild am angeblichen Tatmesser passt nicht zur Beschuldigung. An der Messerschneide fanden sich keine DNA-Merkmale des vermeintlichen Opfers, dafür dominierten am Griff, den angeblich Kachelmann als Täter in der Hand hatte, die DNA-Merkmale der Frau. Der behauptete Geschehensablauf und die Rekonstruktion passen nicht zusammen. Bemerkenswert ist auch, dass keinerlei Abwehrverletzungen, wie sonst bei Vergewaltigungsfällen üblich, zu erkennen waren. In der Gesamtschau aller Verletzungen ist eine Selbstbeibringung wesentlich naheliegender als eine Gewalteinwirkung von fremder Hand.*

Die Überzeugung, dass die Verletzungen selbst beigebracht wurden, wird mittlerweile von weiteren Sachverständigen vertreten. In einem Zivilprozess zwischen Kachelmann und seiner früheren Freundin, den der Wettermoderator beim Oberlandesgericht Frankfurt angestrengt hat, haben sich weitere Sachverständige, der Direktor des Instituts für Rechtsmedizin in Berlin, Prof. Michael Tsokos, sowie der vom Gericht beauftragte Direktor des Instituts für Rechtsmedizin in Frankfurt, Prof. Marcel Verhoff, eindeutig dahingehend geäußert, dass es sich um typische selbst beigebrachte Verletzungen handle.

Im Strafprozess vor dem Landgericht Mannheim sind die Hauptakteure des Verfahrens nach Abschluss der Beweisaufnahme weiterhin unterschiedlicher Überzeugung. Die Staatsanwaltschaft räumt ein, dass die Nebenklägerin insbesondere in Bezug auf die Vorgeschichte der vorgeworfenen Tat unwahre Angaben gemacht habe. Die Schilderung des sexuellen Übergriffs und des Angriffs mit dem Messer seien jedoch detailliert und glaubhaft gewesen, argumentiert die Anklage. Die Möglichkeit einer Selbstverletzung sei wegen der damit verbundenen Schmerzen auszuschließen. Zwar könne man alle Indizien auch anders werten. „Aber das ist das Wesen eines Indizienprozesses: dass es auf die Gesamtschau ankommt." Die Staatsanwaltschaft fordert insgesamt vier Jahre und drei Monate Freiheitsstrafe für Kachelmann.

Die Verteidigung plädiert auf Freispruch. Aus ihrer Sicht ist die Nebenklägerin eine betrogene und frustrierte Ex-Geliebte, deren Motiv Hass sei. Die Frau habe mehrfach gelogen. Und hinreichende Spuren, die auf Kachelmann als Täter hinweisen, gebe es nicht. Die Wunden habe sich Christine E. laut Gutachten selbst beibringen können.

Als das Landgericht nach neun Monaten das Urteil verkündet, am 44. Verhandlungstag, herrscht eine gespannte Stille im Saal. Dann brechen mehrere Zuhörer spontan in Jubel aus und applaudieren: Die Kammer hat Jörg Kachelmann freigesprochen. Der Vorsitzende erläutert in der knapp einstündigen Begründung, das Urteil beruhe nicht darauf, dass die Kammer von der Unschuld Kachelmanns oder einer Falschbeschuldigung der Nebenklägerin überzeugt sei. Ein Urteil könne jedoch nicht aufgrund einer bloßen Verdachtslage gesprochen werden. Die Verdachtsmomente hätten sich zwar im Laufe der Verhandlung „abgeschwächt, aber nicht verflüchtigt". Deshalb habe das Gericht „in dubio pro reo" entschieden, also „im Zweifel für den Angeklagten".

In einem persönlichen Schlusswort wendet sich der Vorsitzende an alle Anwesenden und die Medienvertreter: „Das menschliche Erkenntnisvermögen ist begrenzt. Wir entlassen den Angeklagten und die Nebenklägerin mit einem möglicherweise nie mehr aus der Welt zu schaffenden Verdacht – ihn als potenziellen Vergewaltiger, sie als potenzielle rachsüchtige Lügnerin. Bedenken Sie, dass Herr Kachelmann die Tat möglicherweise nicht begangen hat, aber bedenken Sie auch, dass die Nebenklägerin möglicherweise Opfer einer schweren Straftat war. Unterstellen Sie die jeweils günstigste Variante für den Angeklagten und die Nebenklägerin. Nur dann haben Sie den Grundsatz ,in dubio pro reo' verstanden."

Kachelmanns Verteidiger Johann Schwenn kritisiert nach der Urteilsverkündung, das Gericht hätte seinen Mandanten nach seiner Überzeugung „nur zu gerne verurteilt" und habe nach dem Motto „Feuer frei" noch einmal so richtig nachgetreten, um Jörg Kachelmann „maximal zu beschädigen".

*Ich mag nicht glauben, dass das Gericht das wollte. Ich glaube an Fakten, an wissenschaftliche Befunde, an Beweise. Und anhand dessen, wie Christine E. die vermeintliche Tat geschildert hat, weiß ich, dass es so nicht gewesen sein kann.*

*Das Verfahren zeigt wieder einmal, wie falsche Beschuldigungen trotz umfangreicher Nachforschungen und Anstrengungen verschiedener Institutionen wie Kripo, Staatsanwaltschaft, Rechtsmediziner und Gericht nur schwer aus der Welt zu räumen sind. Und es bleibt die offene Frage, ob Jörg Kachelmann nicht verurteilt worden wäre, wenn er nicht durch den Einsatz privater Mittel eine Reihe weiterer Sachverständiger hinzugezogen hätte. Staatsanwaltschaft und Gericht hätten sie von sich aus eher nicht geladen.*

*Der Prozess zeigt auch, wie schwer Menschen beschädigt werden können, gegen die verhandelt wird. Trotz des Freispruchs bleibt jedenfalls in der Öffentlichkeit ein Makel zurück. Das ist in diesem Fall auch dadurch befördert worden, dass das Gericht in der Begründung zum Freispruch immer noch Zweifel und Unsicherheiten deutlich gemacht hat und offen gelassen hat, ob die Zeugin nicht doch zumindest teilweise wahre Sachverhalte berichtet hat und dass die Beweisaufnahme letztlich unzureichend war. Im Fall Kachelmann kann ich das aus meiner rechtsmedizinischen Sicht nicht verstehen, weil die Rekonstruktion zu den Verletzungen und dem Spurenbild ein eindeutiges Bild geliefert haben. Ich kenne viele andere Verfahren, in denen bis zuletzt Fragen offen geblieben sind. Aber das war bei Kachelmann eindeutig anders.*

*Vor meiner Befragung durch das Gericht gab es eine zeitliche Verzögerung, da zunächst die für diesen Prozess als Kolumnistin für die „Bild"-Zeitung tätige Alice Schwarzer gehört werden sollte. Das Gericht wollte von ihr erfahren, wie sie zu persönlichen Informationen über andere Zeugen und Sachverhalte gekommen ist. Schwarzer hat sich auf das Schweigerecht als Journalistin berufen und, wie es wohl auch zu erwarten war, die Quellen ihrer Informationen nicht preisgegeben. Am nächsten Tag haben die Medien insbesondere darüber berichtet, dass Schwarzer nichts gesagt hat. Weniger beachtet wurde, was die rechtsmedizinischen Sachverständigen vorgetragen haben. Speziell im Fall Kachelmann waren jedenfalls das exakte Verletzungsmuster der Zeugin und das Spurenbild kaum Teil einer öffentlichen Diskussion, wohl aber das Verhältnis Kachelmanns zu anderen Frauen und weitere Informationen zu dem Angeklagten und den Zeugen. Die objektiven Sachverhalte blieben im Hintergrund.*

In diesem Verfahren waren diese Sachverhalte allerdings von vornherein ungewöhnlich und wohl auch für die berichtenden Journalisten schwierig einzuschätzen. Dies lag vor allem daran, dass das Gericht, anders als sonst üblich, nicht als erste Zeugin die vermeintlich Geschädigte geladen hat, sondern es wurden zunächst eine Vielzahl anderer Zeugen gehört, überwiegend frühere Partnerinnen von Kachelmann. Insofern war es auch nachvollziehbar, dass zunächst viel über diese Zeuginnen und deren Aussagen und Auftreten geschrieben wurde.

*Das Problem in diesem Fall von angeblicher Vergewaltigung ist wieder einmal, dass ein vorangegangener Geschlechtsverkehr gar nicht infrage gestellt wurde, wobei es sich ja um eine länger andauernde Beziehung handelte. Es ging hier um die Frage der Gewaltausübung, sodass spurenkundliche Untersuchungen im Hinblick auf DNA und Spuren am Körper keine entscheidende Rolle spielten. Entscheidend war die Frage der Gewaltsamkeit. In diesem Zusammenhang kann ich nur betonen, dass die Untersuchung eines mutmaßlichen Opfers zum frühestmöglichen Zeitpunkt erfolgen sollte, und zwar bevor irgendwelche Reinigungsmaßnahmen stattfinden. Zudem sollte es keine Veränderungen am Geschehensort geben.*

*In Hamburg praktizieren wir gemeinsame Untersuchungen durch Gynäkologen und Rechtsmediziner, wobei die Rechtsmediziner für die exakte Dokumentation des Verletzungsmusters, für Fotos und die Spurensicherung, wie zum Beispiel DNA-Abstriche, zuständig sind. Die Gynäkologin kümmert sich um frauenärztliche Aspekte wie die vaginale Untersuchung, Ultraschall, Verhinderung einer möglichen Schwangerschaft mit der Pille danach und weitergehende frauenärztliche Beratung.*

*Wenn der mutmaßliche Täter bekannt ist und die Polizei ihn auch festsetzen kann, sollte auch er unverzüglich körperlich untersucht werden, ob er zum Beispiel Verletzungen durch Abwehrmaßnahmen der Frau davongetragen hat und ob an seinem Körper Spuren im Hinblick auf den Geschlechtsverkehr zu finden sind. Speziell beim Opfer und auch beim Täter müssen zusätzlich die Kleidungsstücke sorgfältig asserviert und untersucht werden im Hinblick auf mögliche Anhaftungen von Spuren und Beschädigungen. Bei Kachelmann war das nicht möglich, weil er sofort nach dem Besuch bei der Frau nach Kanada abreiste.*

*Unschuldig vor Gericht zu kommen und möglicherweise verurteilt zu werden, ist jedenfalls in der deutschen Justiz keinesfalls unmöglich. Die Polizei macht unter Umständen bei Ermittlungen Fehler, Zeugen geben falsche Aussagen zu Protokoll, Rechtsmediziner produzieren Fehler oder haben keine zuverlässigen Ergebnisse. Und das Gericht muss bei unzureichender Beweislage im Hinblick auf den Sachbeweis die Zeugenaussage in den Mittelpunkt stellen und sich eine eigene Überzeugung bilden. Speziell auch bei Falschaussagen von Zeugen kann das in die falsche Richtung gehen. Ich erinnere an das Buch von Sabine Rückert: „Unrecht im Namen des Volkes: Ein Justizirrtum und seine Folgen."*

*Unser Institut für Rechtsmedizin am Universitätsklinikum Eppendorf untersucht pro Jahr 1500 bis 1800 Verletzte. Die meisten sind wirklich Opfer von gewalttätigen Übergriffen geworden. Die unbürokratische Dokumentation durch unsere Fachleute hilft diesen Menschen, in Prozessen zu ihrem Recht zu kommen. Wir haben andererseits sehr große Erfahrungen mit selbst beigebrachten Verletzungen. So entlarvten wir beispielsweise die Schilderung einer Frau aus Halle als Lüge, die behauptet hatte, Rechtsradikale hätten ihr ein Hakenkreuz in die Wange geritzt. Untersuchungen ergaben: Sie hatte sich die prägnanten, allerdings spiegelverkehrten Schnittverletzungen selbst zugefügt.*

*Früher ging man in der Rechtsmedizin davon aus, dass es sich bei fünf bis zehn Prozent der vermeintlichen Vergewaltigungen um Falschbeschuldigungen handelt. Inzwischen aber gibt es Institute, die eher mehr Vergewaltigungs-*

*geschichten als Erfindung einschätzen. Erfahrungsgemäß haben wir in den letzten Jahren einen gewissen Anstieg sogenannter Fake-Fälle zu verzeichnen, bei denen Personen sich mit selbst zugefügten Wunden präsentieren und behaupten, einem Verbrechen oder einem Unfall zum Opfer gefallen zu sein. Aber wir wollen unbedingt, dass die Frauen nach sexueller Gewalt in unsere Gewaltopferambulanz kommen, damit wir uns ihrer annehmen können. Es ist unerlässlich, dass wir den Frauen zunächst Vertrauen schenken und in jedem Verdachtsfall eine objektive Dokumentation und Spurensicherung gewährleisten.*

## Selbstverletzungen

Für viele Menschen ist bereits die Vorstellung eines Nadel-
stichs, zum Beispiel bei der Blutentnahme, oder der Anblick von Blut mit erheblichem Unwohlsein verbunden.
Die rechtsmedizinische Praxis zeigt aber immer wieder
selbstverletzendes Verhalten. Dabei ist die Intensität des
Eingriffs sehr unterschiedlich. Sie reicht von geringer Verletzung bis zu massivsten zerstörerischen Tendenzen. Motive können etwa psychische Probleme oder auch die Absicht sein, einen gezielten Versicherungsbetrug zu begehen.

Bei psychiatrischen Patienten mit sogenannter Border-
line-Störung ist bekannt, dass sie sich immer wieder die
Haut aufschlitzen. Sie nehmen dies als Abbau schwer er-
träglicher innerer Spannungen wahr und versuchen auch
gar nicht erst, andere zu belasten. Man spricht dann von
„offener Selbstverletzung".

In der rechtsmedizinischen Praxis gilt es, Körperverlet-
zungen „von fremder Hand", Unfallfolgen sowie selbstverletzendes Verhalten voneinander abzugrenzen, so weit
möglich. Wichtig ist es, überhaupt an die Möglichkeit der
Selbstverletzung zu denken. Eine häufige Form stellen
Hautverletzungen mit demonstrativem Charakter dar, die
selbst beigebracht, aber als von fremder Hand zugefügt bezeichnet werden, um Aufmerksamkeit und Unterstützung
zu erlangen. Hierbei handelt es sich um eine spezielle Form
der „verdeckten" Selbstverletzung. Die zumeist zahlreichen
Hautverletzungen finden sich in der Regel vorn oder seit-
lich am Körper im Bereich von (für die eigene Hand) leicht
zugänglichen, vergleichsweise wenig schmerzempfindli-
chen Körperregionen. Sie sind sehr oberflächlich, gleich-
förmig, manchmal parallel.

Die Täter werden typischerweise als besonders bedrohlich dargestellt, körperlich überlegen, dunkel gekleidet. Nicht selten erfolgen auch Hinweise auf beispielsweise rechtsradikal erscheinende Gruppen. Unter anderem im Hinblick auf kriminologische Aspekte betont das Hakenkreuz den besonders brutalen Charakter der Gewalt und die Stärke der Bedrohung sowie die besonders niedrige Gesinnung des Täters. Die eigene Hilflosigkeit und Bedrohung erscheinen symbolhaft überzeichnet.

Ein Fall hatte bundesweit für Schlagzeilen gesorgt. Im Jahr 2007 hatte eine damals 17-Jährige aus einem sächsischen Ort behauptet, vier Skinheads hätten sie misshandelt, wobei ihr ein Hakenkreuz an der Hüfte auf die Haut geritzt worden sei. Es hieß, ein kleines Kind sei von den jungen Männern herumgeschubst worden, die Jugendliche habe sich eingemischt. Daraufhin hätten drei der Männer die 17-Jährige festgehalten, ein vierter habe ihr mit einem skalpellartigen Gegenstand das Hakenkreuz in die Haut geritzt. Der Versuch der Täter, eine SS-Rune in die Wange des Opfers zu ritzen, sei an der Gegenwehr der jungen Frau gescheitert. Wegen besonderer Zivilcourage wurde ihr öffentlich eine Ehrung und ein Preis zuteil. Doch dann ergaben sich Zweifel an der Geschichte. Und in zwei rechtsmedizinischen Gutachten, eins davon von Prof. Dr. Klaus Püschel, wurde festgestellt, dass eine Selbstverletzung durchaus wahrscheinlich sei. Daraufhin wurde die junge Frau vor dem Amtsgericht angeklagt und wegen Vortäuschens einer Straftat verurteilt. Sie wurde schuldig gesprochen; das Gericht verhängte eine vergleichsweise milde Strafe, nämlich soziale Arbeitsleistungen.

Selbstverletzendes Verhalten ist aus ärztlicher Sicht stets als Warnsignal zu beachten. Der Übergang in eine suizidale Handlung ist selten, aber besonders bedrückend, wenn man die Person nicht ausreichend ernst genommen hat.

## Falsche Verdächtigung

Zwei besonders beeindruckende Fälle von falscher Beschuldigung machten in den vergangenen Jahren Schlagzeilen. In dem einen Fall ging es um einen Mann, der sieben Jahre im Gefängnis saß, weil seine Tochter ihn der Vergewaltigung bezichtigte.

Die damals 15 Jahre alte Tochter hatte ihren Vater vor Gericht beschuldigt, sie von November 1989 bis Mai 1991 dreimal vergewaltigt zu haben. Das Gericht glaubte dem Mädchen und verurteilte den Vater 1996 zu sieben Jahren Haft. Er hatte die Vorwürfe stets bestritten. Bis 2003 saß der heute 63-Jährige im Gefängnis, danach kam er auf freien Fuß.

Schließlich gab die Tochter zu, damals aus Hass alles nur erfunden zu haben. Nach der Verurteilung habe sie Gewissensbisse gehabt, sich aber nicht getraut, den Schwindel zuzugeben. 2013 wurde der Vater in einem Wiederaufnahmeverfahren freigesprochen: „Ihr Leben, die verlorenen Jahre, können wir Ihnen nicht zurückgeben, wir geben Ihnen Ihre Ehre zurück", sagte die Vorsitzende Richterin in ihrer Urteilsbegründung.

Als fataler Justizirrtum stellte sich ein anderes Urteil gegen einen Lehrer heraus. Gegen den Mann war 2002 eine Freiheitsstrafe von fünf Jahren verhängt worden wegen einer Vergewaltigung, die er aber tatsächlich nicht begangen hatte. Er war von einer Arbeitskollegin bezichtigt worden, sich an ihr vergangen zu haben. Der Lehrer musste die gesamte Haftstrafe verbüßen, da er die Tat stets bestritt und sich weigerte, eine Therapie für Sexualstraftäter zu machen.

Später wurden erhebliche Zweifel an der Version der Zeugin laut. Es kam zu einem Wiederaufnahmeverfahren, das im Juli 2011 mit einem Freispruch endete. Das Gericht sah es als erwiesen an, dass die Frau falsche Vorwürfe erhoben habe, um den Kollegen im Konkurrenzkampf um eine Lehrerstelle auszustechen. Eine Haftentschädigung bekam das Opfer des Justizirrtums nicht ausgezahlt: Der Mann erlitt ein Jahr nach seiner Entlassung aus dem Gefängnis einen tödlichen Herzinfarkt.

Die Frau, die ihn fälschlich angezeigt hatte, wurde später wegen Freiheitsberaubung angeklagt. Der Prozess endete mit einer Haftstrafe von fünf Jahren und sechs Monaten und dem Verlust ihres Beamtenstatus sowie ihrer Pensionsansprüche.

# Alte Menschen töten anders

Sie ist schon seit Langem mit ihren Kräften am Ende. Gebrechlich, der Rücken ist vor Schmerzen gebeugt, die dünnen Arme sind schwach. Die Frau hat sich stets gegen diese Erkenntnis gesträubt, aber nun, mit 76 Jahren, wird der schmächtigen Seniorin bewusst, dass es so nicht mehr weitergehen kann. Sie, die schier Übermenschliches leistet, kann sich nicht mehr um ihr schwerstbehindertes Kind kümmern, so wie sie das bisher tat: Rund um die Uhr hat sie ihre hilflose Tochter gepflegt, voller Liebe und Hingabe, 52 Jahre lang. Und nun soll sie ihr sensibles Kind in ein Heim geben, zu Fremden? Undenkbar.

Die Hamburgerin entschließt sich zum Äußersten. Sie entscheidet sich für den Weg, auf den sie sich schon lange vorbereitet hat und von dem sie hoffte, dass sie ihn nie würde gehen müssen. Vor fast zwei Jahrzehnten hat sie einen sogenannten „Exit-Bag" von der Gesellschaft für Humanes Sterben beschafft und im Schrank verwahrt. Es ist ein durchsichtiger Plastiksack mit verschließbarer Halskrause, der bei vorschriftsmäßiger Anwendung zunächst den Sauerstoffgehalt in der Atemluft absenkt und später zum Tod führt. Jetzt stülpt die Frau ihrer Tochter die Plastiktüte über den Kopf und schließt den Klettverschluss. Sie wartet am Bettrand, bis die 52-Jährige wegen des Sauerstoffmangels erst einschläft und dann im Schlaf erstickt. Danach geht die Mutter ins Bad und nimmt ein Messer. Sie versucht, sich die Pulsadern aufzuschneiden, doch das Messer ist nicht scharf genug. Sie nimmt eine anderes, probiert noch ein weiteres aus und greift zuletzt zu einer Schere. Doch alle Werkzeuge sind zu stumpf, die Schnitte gehen nicht tief genug, und die 76-Jährige bleibt am Leben. Sie legt sich auf den Fußboden neben das Bett der toten Tochter. Am nächsten Tag ruft sie den Hausarzt an und erzählt ihm, dass sie ihr Kind getötet hat. Warum sie das jetzt erst meldet, wird sie gefragt. Sie habe mit ihrer Tochter „noch einen schönen Sonntag verleben" wollen, antwortet die Mutter.

*Es ist ein Phänomen, das uns Medizinern immer wieder begegnet. Wenn ältere Menschen keine Zukunft und keinen Ausweg mehr sehen, wollen sie sich töten, aber dabei ihren Partner oder ihr Kind nicht allein lassen. Sie wählen den erweiterten Suizid, bei dem beide sterben und so in eine vermeintlich bessere Welt hinüberdriften sollen. Doch häufig geht ihr Plan nicht auf, und eine Person überlebt. Das ist für den, der zurückbleibt, besonders schlimm. Zu der vermeintlichen oder auch tatsächlichen Perspektivlosigkeit, die durch Selbstmord überwunden werden sollte, kommt nun noch die erdrückende Schuld, für den Tod des liebsten Angehörigen verantwortlich zu sein. Wir Rechtsmediziner obduzieren dann einen Menschen, der erstickt oder erschossen worden ist oder dem ein tödlicher Medikamentencocktail verabreicht wurde. Und wir untersuchen den anderen, der dann womöglich Schnittverletzungen an den Handgelenken hat oder Strangulierungsmerkmale am Hals von dem missglückten Versuch, sich zu erhängen. Beides zeigt, wie zerstörerisch die Verzweiflung im Alter sein kann.*

Bei der 76-Jährigen hat diese Verzweiflung zu einer Tötung aus Liebe geführt. „Ich habe mein Kind nie allein gelassen. Ohne mich war sie doch völlig hilflos", sagt die Seniorin Monate nach der Tat. Ihr gesamtes erwachsenes Leben hat die Frau der Pflege ihrer behinderten Tochter gewidmet, voller Liebe, Hingabe, Aufopferung. Weil das Mädchen schon immer eine panikartige Angst vor fremden Menschen hat, scheitert jeder Versuch, sie auch nur stundenweise in einer Einrichtung unterzubringen. Also entscheiden sich die Eltern dazu, das Kind zu Hause zu betreuen, rund um die Uhr, ohne fremde Hilfe, unter großen Opfern, immer. Sie pflegen sie, fahren sie zu Konzerten, die sie so liebt, stützen und hieven sie die Treppe zur Wohnung hoch, lesen abends stundenlang vor, meistens Märchen. Schon zu der Zeit trägt die Mutter die Hauptlast der Betreuung, der Vater arbeitet. Später, die Tochter ist Ende vierzig, beginnt der Vater, sich von der Pflege weiter zurückzuziehen, trinkt vermehrt Alkohol, wird allmählich dement. Jetzt hat die Frau nicht mehr einen Pflegefall zu Hause, sondern zwei. Das ist nicht mehr zu schaffen, so sehr sie es auch will. Das übersteigt ihre Kräfte, endgültig. Sie greift nach der Lösung, die ihr als der einzige Ausweg erscheint.

Als die Rentnerin sich schließlich nach vollbrachter Tat anzeigt und die Polizeibeamten die Wohnung der Familie durchsuchen, finden sie den gebrauchten „Exit-Bag" im Kleiderschrank der Mutter. Im Badezimmer entdecken sie am Wannenrand auf einem dort abgelegten Wischlappen drei Messer und eine Schere, alles sieht gesäubert aus. Und daneben steht eine Täterin, die ein Leben ausgelöscht hat – und damit alles, was sie geliebt hat.

Die Obduktion, im Hamburger Institut für Rechtsmedizin vorgenommen, bestätigt die Darstellung der 76-Jährigen, wie sich die Tötung der Tochter abgespielt hat. Es deutete alles auf den geschilderten Erstickungstod durch die übergestülpte Plastiktüte hin.

*Es handelt sich dabei um einen Erstickungsmechanismus, bei dem es unter der Tüte zur Abnahme von Sauerstoff und zur Anreicherung von Kohlendioxid kommt und damit zu einem Gefühl der Atemnot, bis der Mensch schließlich erstickt.*

*Bei der Sektion der 52-Jährigen haben wir keinerlei Merkmale für eine Intoxikation festgestellt und ebenfalls keine auf äußere Gewaltanwendung hinweisende Verletzungen, auch nicht im Bereich der Halsweichteile. Wenn die Mutter sich nicht gemeldet und die Tötung gestanden hätte, hätten wir ihr die Tat nie nachweisen können.*

*Wir diagnostizierten bei der zierlichen Seniorin diverse Schnittverletzungen an beiden Handgelenken und Unterarmen, viele oberflächlich, manche auch etwas tiefer. Sie waren eindeutig selbst beigebracht. Es ist häufig so, dass Menschen, die Hand an ihren eigenen Körper legen, die Pulsaderschnitte unbeabsichtigt so oberflächlich ausführen, dass keine nennenswerte Blutung entsteht. Auch ist das Werkzeug, ein Messer oder Ähnliches, dafür oft ungeeignet. Dass diese Seniorin sich ihre zahlreichen Verletzungen tatsächlich in suizidaler Absicht zugefügt hat, ist sehr gut möglich.*

„Mein Kind ist nicht mehr da", sagt die von Anstrengungen, von Entbehrungen und vom Verlust gezeichnete Frau später vor Gericht. Ihre Haut ist von einer kränklichen Blässe, die Stimme klingt kraftlos und matt, die Augen sind glanzlos, ihr Blick ohne Hoffnung. „Ich schaue jeden Tag in ihr Zimmer und rede mit ihr, aber sie ist ja nicht mehr da", formuliert sie über ihre Tochter. „Ich kann nicht mehr. Ich bereue es. Ich muss weiterleben. Das ist die schlimmste Strafe." Von einer „menschlichen Tragödie" spricht der Vorsitzende Richter in dem Prozess, in dem die Seniorin zu zwei Jahren Haft auf Bewährung verurteilt wird, von „extremer Verzweiflung" und dem Gefühl der Frau, „keinen Ausweg zu wissen".

Ist das auch der Grund für das grausame Verbrechen, das ein Rentner auf einem Bauernhof in Niedersachsen an seiner Frau begeht, ehe er sich anschließend im Kuhstall selber umbringt – kurz bevor das Paar seine Goldene Hochzeit feiern soll? Oder hat der 74-Jährige an Depressionen gelitten, wie es aus seinem Umfeld heißt? Vielleicht war es auch das Zusammenspiel mehrerer Faktoren, eine psychische Belastungssituation und eine falsche Bemerkung der Ehefrau, ein Streit?

*Die Art der Tatausführung spricht jedenfalls für einen heftigen Ausbruch an Emotionen. Wir haben beide Toten obduziert. Die 73-Jährige verstarb durch Verbluten aus zahlreichen schweren Kopfverletzungen, beigebracht mit einem halbscharfen Gegenstand, vermutlich einem Beil. Ihr Mann hat ihr den Schädel eingeschlagen, aber sie hat noch eine Weile geatmet und dabei Blut verschluckt. Zudem haben wir mehrere Abwehrverletzungen an den Unterarmen des Opfers festgestellt.*

*Der 74-Jährige hat sich im Angesicht seiner Kühe erhängt. Der Tote kniete, mit dem Rücken an eine Wand gelehnt, unterhalb eines Balkens, an den er ein Hanfseil geknüpft und sich die Schlinge um den Hals gelegt hat. Er trug Hose, Unterhemd und Hausschuhe. Die mutmaßliche Tatwaffe, ein blutverschmiertes Beil, fanden Ermittler neben ihm.*

Nicht nur die eher provisorische Bekleidung deutet darauf hin, dass es eine spontane Tat gewesen ist. Es ist vor allem die Situation, in der die getötete Frau entdeckt wird. Sie liegt blutüberströmt im Esszimmer neben dem Tisch. Dieser ist mit Frühstücksgeschirr gedeckt, der Kaffee in der Kanne ist noch warm, als Polizisten zum Tatort kommen. Sie sind von den Kindern des Paares alarmiert worden. Die Angehörigen haben wie stets morgens bei den Eltern angerufen und sind besorgt, als diese nicht reagieren. Also schauen sie auf dem Hof nach – und entdecken das Drama. Weil alles auf einen erweiterten Suizid hindeutet und damit der Täter ebenfalls nicht mehr lebt, werden die Ermittlungen relativ schnell eingestellt und die beiden Toten begraben, Seite an Seite. Wenige Tage nach der geplanten Goldenen Hochzeit, die sie nicht mehr gemeinsam haben feiern können.

Fünfzig Jahre Ehe. Ein anderes Paar aus Niedersachsen hat diese magische Zahl gerade hinter sich und das besondere Jubiläum auch gebührend gefeiert, als es zur Katastrophe kommt: Der 79 Jahre alte Mann erschlägt seine gleichaltrige Frau. Anschließend zerstückelt er sie, die Leichenteile legt er an mehreren Orten ab und zündet sie an. Später entscheidet ein Gericht, dass der Rentner dauerhaft in die Psychiatrie muss. Er leidet an Demenz und ist zum Zeitpunkt der Tat schuldunfähig. Gleichzeitig, so das Gericht, stelle er wegen seiner Krankheit eine Gefahr für die Allgemeinheit dar.

*Es war ein Familiendrama, eine Beziehungstat. Gleichwohl zeugt dieser Affekt mit einer fast schon beispiellosen Brutalität davon, dass dieser Mann möglicherweise auch für andere gefährlich werden könnte. Doch was zu Beginn von der Tat bekannt wurde, ließ nicht im Entferntesten ah-*

*nen, dass es sich um ein grausames Verbrechen handelte.*
*Zunächst schien es nur ein einfaches Feuer im Unterholz in*
*der Nähe eines befestigten Landschaftswegs zu sein. Erst als*
*der Autofahrer, der die Flammen in dem Straßengraben*
*entdeckt hatte, der Sache auf den Grund ging, machte er*
*einen grausamen Fund: Es waren brennende Leichenteile,*
*die einen üblen Geruch verbreiteten. Die herbeigerufene*
*Polizei stellte dann nach dem Löschen des Feuers fest, dass*
*es tatsächlich menschliche Überreste waren, die gebrannt*
*hatten.*

Etwa eineinhalb Stunden nach dieser grausigen Entdeckung bemerkt ein zweiter Autofahrer weitere brennende Körperteile am Rande eines Weges, der etwa drei
Kilometer vom ersten Fundort entfernt liegt. Die Polizei
riegelt daraufhin das Gebiet großräumig ab und durch-
sucht die Gegend. Einen Tag später wird die Suche ausgeweitet, nun durchkämmen mehr als hundert Beamte
systematisch die Region, darüber hinaus sind Spürhunde
sowie ein Hubschrauber mit Wärmekamera im Einsatz.
Insgesamt werden an fünf Stellen verbrannte Leichenteile
gefunden, unter anderem der Kopf einer Frau in einer
Kiesgrube. Auf einem Feld, in blaue Müllsäcke verteilt,
liegen weitere Leichenteile. Zuletzt werden die Arme und
Beine gefunden.

*Wir haben bei uns in der Rechtsmedizin in dem Fall fünf*
*Sektionen durchgeführt, weil die Körperteile in zeitlichen*
*Abständen zu uns kamen. Alle gehörten zur selben Frau.*
*Das haben wir anhand der DNA, aber auch mithilfe einer*
*virtuellen Rekonstruktion des Körpers sicher nachweisen*
*können. Dabei wird vor der Sektion eine Computertomo-*
*graphie sämtlicher Leichenteile vorgenommen. Aus dieser*
*werden anschließend mit einem speziellen Computerpro-*
*gramm Daten für eine 3D-Darstellung generiert, die eine*

*virtuelle Reproduktion der realen Knochenfragmente repräsentieren. Dann wird jedem Fragment eine eindeutige Oberfläche zugeteilt und die Körperteile werden gewissermaßen nahtlos zusammengesetzt. Als Todesursache diagnostizierten wir mehrfache stumpfe und scharfe Gewalt gegen den Kopf des Opfers mit teilweiser Zertrümmerung des Schädels sowie Gewalt gegen den Oberkörper. Als Tatwerkzeuge haben wir ein Messer sowie eine Axt oder ein Beil in Betracht gezogen. Später konnte bei uns auch die Identität der Frau geklärt werden.*

Es handelt sich um eine 79-Jährige, die Tage zuvor von ihrer Tochter als vermisst gemeldet worden ist. Wenig später wird der Ehemann als dringend tatverdächtig wegen Mordes verhaftet. Ermittler sichern Spuren in dem Haus der Familie, unter anderem Tüten und Säcke, und versiegeln die Eingangstür. Der Mann streitet das Verbrechen vehement ab. Später im Prozess erzählt er unter anderem, seine Frau sei die Kellertreppe hinuntergefallen und habe sich an einer Säge verletzt. Er habe sie dann verbunden und zum Arzt gefahren. Von dort sei sie aber nie zurückgekehrt.

*Es ist dieser besondere Gegensatz: Die Goldene Hochzeit, mehr als fünfzig Jahre gemeinsames Leben – und plötzlich metzelt der Mann seine Partnerin nieder. Angesichts dieses Widerspruchs habe ich mich wieder einmal gefragt: Woran erkennt man, wozu ein Mensch fähig ist?*

*Ich habe den Täter untersucht, nachdem er festgenommen worden war. Unter anderem geht es darum festzustellen, ob es an seinem Körper oder seiner Kleidung Spuren gibt, die auf eine Täterschaft hindeuten können, wie Blut, Verletzungen, insbesondere Abwehrverletzungen, verdächtige Rückstände unter den Fingernägeln sowie beispielsweise zerrissene Kleidung. Ich kam abends auf das Polizei-*

*revier, wohin der Mann gebracht worden war. Er wirkte trotz seines Alters noch recht drahtig, aber geistig desorientiert, seine Stimmung war eine Mischung aus kindisch, läppisch und aufgebracht und zornig. Er war auch aufgrund seiner Demenz sehr empört über uns: Was uns denn einfalle, ihn zu untersuchen. So jedenfalls, mit dieser doch schon ausgeprägten geistigen Verwirrung, habe ich mir einen Mörder nicht vorgestellt. Die Tat muss Ausdruck eines totalen Wutausbruchs gewesen sein. Später wurde bei dem Mann Morbus Pick diagnostiziert, eine spezielle Form der Demenz.*

Bei dieser neurogenerativen Erkrankung im vorderen Bereich des Großhirns steht zunächst nicht die Beeinträchtigung von Gedächtnisleistungen im Vordergrund, sondern eine fortschreitende Veränderung der Persönlichkeit und der sozialen Verhaltensweisen.

Jahrelang hat das Paar zuvor in scheinbarer Eintracht in einer gepflegten Siedlung einer Kleinstadt gewohnt. Der Garten vor ihrem Backsteinbungalow ist immer adrett. Die Frau finden viele nett und angenehm. Den Mann allerdings bezeichnen Nachbarn als Sonderling, er gilt in dem Ort als Unruhestifter, als „Rüpel-Opa". Kindern bietet er immer mal wieder Bonbons an, doch die haben eher Angst vor ihm. Mehrere ihm nahestehende Personen berichten, dass es in den Monaten und Jahren vor dem grausamen Verbrechen zu Wesensveränderungen gekommen ist. Sie beschreiben unter anderem ein distanzgemindertes und auch teilweise sexuell übergriffiges Verhalten. Mehrere Nachbarn und andere Bürger aus dem Ort haben den Rentner auch schon wegen Belästigung, Hausfriedensbruch und Körperverletzung angezeigt. Zugleich haben sich bei ihm formale Denk- und Wortfindungsstörungen bemerkbar gemacht.

Bei der Durchsuchung des Hauses der Eheleute finden Polizisten auf einem Tisch ein behördliches Schreiben. Darin heißt es, dass die Einrichtung einer gesetzlichen Betreuung für den Ehemann angeregt worden ist, wegen fortschreitender Demenz. *Angeblich hat dies seine Ehefrau auch ihm gegenüber zur Sprache gebracht. Und offenbar hat sie das einmal zu oft getan – und damit das sprichwörtliche Fass zum Überlaufen gebracht. Daraufhin muss der 79-Jährige vollkommen ausgerastet sein.*

Das genaue Gegenteil, nämlich einen sorgfältig geplanten Tod, wählen zwei betagte Frauen im Jahr 2012. Sie sind zu dem Zeitpunkt 81 beziehungsweise 85 Jahre alt. Wenige Monate zuvor sind sie einem Sterbehilfeverein beigetreten. Sie sind nicht sterbenskrank, sondern beide geistig und körperlich rege sowie sozial eingebunden. Als Grund für ihren Sterbewunsch nennen sie allein ihre Angst vor dem Altern und dessen Folgen. Es wird ein Gutachten erstellt, nach dem ihr Wunsch, aus dem Leben zu scheiden, „wohlerwogen" sei. Beide sterben durch eine Überdosis des verschreibungspflichtigen Malariamedikaments Chloroquin, das ihnen über den Sterbehilfeverein beschafft worden ist, das sie jedoch selber eingenommen haben.

*Isolation, Hoffnungslosigkeit, das Alter, Krankheit: Das sind in der Regel die Motive für einen Suizid bei betagten Menschen. Bei den beiden Frauen traf das meiste davon nicht zu. Und trotzdem haben sie diesen Weg gewählt. Wer insbesondere im Alter Selbstmord begehen will, überlegt sich meist, welches der richtige Zeitpunkt sein könnte. Ein schwerstkranker Kollege von mir, schon vom Krebs gezeichnet, beging gemeinsam mit seiner jungen Ehefrau Suizid.*

*Sie wollten unbedingt gemeinsam gehen, obwohl die Frau*
*noch so viel Zeit in ihrem eigenen Leben gehabt hätte.*

*Auch der Fall der Rentnerin, die ihre behinderte Tochter*
*nicht allein lassen und überdies verhindern will, dass sie in*
*kommerzielle und weniger liebevolle Pflege kommt und des-*
*halb ihr Kind umbringt, erinnert mich an Menschen aus*
*meinem privaten Umfeld. In meinem Freundeskreis gibt es*
*ein Paar, das eine schwerbehinderte Tochter hat und diese*
*aufopfernd versorgt. Die Tochter, Medizinstudentin, wurde*
*mit 21 Jahren von einem Auto angefahren, seit damals hat*
*sie einen schweren Hirnschaden. Auch dieses Paar macht*
*sich ständig Gedanken darüber, wie es später werden wird,*
*wenn sie die Pflege ihres Kindes einmal nicht mehr werden*
*leisten können. Wer kümmert sich dann um ihre Tochter?*
*Diese Sorgen sind ungeheuer belastend.*

Auch einen Rentner aus Hamburg treiben erdrückende
Sorgen um. Er ist 85 Jahre alt und noch recht gut beiei-
nander. Noch gelingt es ihm auch, seine gleichaltrige Frau
zu pflegen. Sie hat Jahre zuvor einen Schlaganfall erlitten
und ist auf Hilfe angewiesen. Es könnte noch eine Weile
so weitergehen, er als ihre Stütze und ihr Halt, so wie die
Eheleute jahrzehntelang in enger Zweisamkeit füreinan-
der Stütze und Halt waren. Und doch steuert das Paar auf
einen Abgrund zu, in den sie beide am Ende hinabstürzen
und darin umkommen. Es ist eine Tragödie mit Ansage.

„Die ganze Belastung, das ist einfach zu viel für mich",
hat der Senior wenige Wochen zuvor gesagt, bevor er und
seine Frau in einem Feuer in ihrer Hochhauswohnung
umkommen. „Ich könnte jetzt einen Herzinfarkt kriegen
und falle um. Und was ist dann mit meiner Frau? Die
kann sich allein nicht helfen. Die ist auf mich angewiesen.
Das ist einer der Gründe, warum ich mir ganz klar über-

legt habe, dass, wenn wir hier rausmüssen, dann machen wir das so, dass wir woanders hingehen, wo uns keiner kriegen kann. Das ist Suizid, ganz einfach." Er sagt das in einem Fernsehbeitrag mit dem Titel „Albtraum energetische Sanierung". Im Hintergrund der Sendung ist ein Hämmern und Bohren zu hören. Mit der einen Hand tätschelt der 85-Jährige die Hand seiner Frau.

Das Ehepaar hat 47 Jahre lang in der Wohnung im sechsten Stock gelebt, bis es immer häufiger zu Unstimmigkeiten mit dem Hausbesitzer kommt und schließlich zu einem Streit darüber, ob sie dort wohnen bleiben können. Das Paar will unter keinen Umständen weg, sie schalten einen Anwalt ein. Offenbar einigt man sich schließlich darauf, dass sie umziehen. Der Senior beginnt mit dem Packen. Schon länger ist das Wohnen in dem Gebäude beeinträchtigt, weil das Zwanzig-Parteien-Hochhaus aus dem Jahr 1967 energetisch saniert wird und komplett eingerüstet ist. Bäder und Küchen können nicht genutzt werden. Es gibt Sanitärcontainer auf der Straße. Es soll eine neue Haustechnik geben, neue Fenster, neue Bäder und Küchen und eine gedämmte Fassade. Es ist laut wegen der Handwerksarbeiten.

Und dann bricht eines Nachts plötzlich in der Wohnung der Senioren ein Feuer aus. Ein Bauarbeiter entdeckt am Morgen den Brand und alarmiert die Feuerwehr. 34 Einsatzkräfte sind vor Ort, bis die Flammen gelöscht sind. Die beiden Bewohner können nur noch tot geborgen werden. Eine Sprecherin der zuständigen Wohnungsgenossenschaft sagt: „Wir sind zutiefst erschüttert." An der Wohnungstür des Ehepaares steht von außen geschrieben: „Mörder", zusammen mit dem Kürzel der Genossenschaft. Und in der vom Feuer zerstörten Wohnung finden Ermittler mehrere Zettel, die vermuten lassen, dass

es einen Streit um Mieten gegeben hat. „Mörder-Mafia"
steht auf einem in ungelenken Buchstaben.

*Es ist die Frage, wie die beiden alten Leute vom Leben
zum Tode gekommen sind. Die Obduktion hat ergeben,
dass sie beide weder Kohlenmonoxid noch Ruß eingeatmet
haben, also definitiv nicht an einer Rauchgasvergiftung gestorben sind. Wir gehen davon aus, dass der Mann erst
seine Frau getötet hat, ob mit ihrer Zustimmung oder gegen
ihren Willen, ist nicht eindeutig zu klären. Sie hatte Verletzungen am Mund. Möglicherweise hat er ihr die Atemwege
zugehalten.*

*Zudem ist nicht zu klären, ob der Mann das Feuer viel-
leicht gelegt hat, um Suizid zu begehen. Er war aber schon
tot, bevor er Kohlenmonoxid einatmen konnte. Es gab keinen Messerstich oder andere Verletzungen, die zu seinem
Tod hätten führen können, sondern nur Anzeichen eines
plötzlichen Todes. Er war schwer herzkrank. Möglich ist,
dass er sich die Sache mit seiner für ihn offenbar extrem belastenden Wohnsituation zu sehr zu Herzen genommen
hat, sodass er infolge einer Herzrhythmusstörung gestorben
ist, bevor Feuer und Rauchgase ihn erreicht haben.*

Unabhängig von diesem tragischen Fall und seinen
möglichen Hintergründen gibt es immer wieder Streit um
die Wohnsituation von Senioren. Insbesondere dann,
wenn diese teilweise über Jahrzehnte zu relativ günstigen
Mieten in Mehrfamilienhäusern leben und der Hausbesitzer oder neue Investoren die Gebäude sanieren und mit
höheren Renditen neu vermieten wollen. Es geschieht
dann häufiger, dass die Älteren von ihren oft schmalen
Renten die geforderten Mieten nicht zahlen können.

*Ich finde es total bedrückend, wenn man nicht auf die
Bedürfnisse alter Menschen für ein angemessenes Wohnen
eingeht. Es sind Menschen mit einer großen Lebensleistung,*

*die sich unter Umständen plötzlich Miethaien ausgesetzt sehen und nicht wissen, wohin sie gehen sollen. Ich werde total sauer, wenn man Ältere so behandelt. Zeichnet die Gesellschaft von dem Leben der Senioren manchmal nicht ein extrem geschöntes Bild? Man soll wohl den Eindruck bekommen, als machten alle im Rentenalter angenehme Kreuzfahrten. Die Realität sieht leider anders aus.*

## Leichenzerstückelung

Stets haben Kriminalfälle mit Verstümmelung oder Zerstückelung des Opfers das besondere Interesse der Fachleute sowie der Öffentlichkeit gefunden. Für die Aufklärung derartiger Fälle müssen spezielle kriminalistische und rechtsmedizinische Arbeitsmethoden eingesetzt werden. Insbesondere gilt dies für die Bereiche der Identifikation von Leichen, Bestimmung des Todeszeitpunktes, Beurteilung der Werkzeugspuren sowie Abgrenzung vitaler Reaktionen von postmortalen, das heißt die Bestimmung von Verletzungen, die erst nach Eintreten des Todes erfolgten.

Bei der Leichenzerstückelung beziehungsweise Verstümmelung wird unterschieden zwischen der natürlichen, zum Beispiel durch Fäulnis, der zufälligen, etwa durch Tierfraß, Explosion oder Schiffsschrauben, der nicht kriminellen, zum Beispiel um Bestattungskosten zu sparen, oder der kriminellen Zerstückelung. Je nach Motivlage wird hier die defensive von der offensiven Zerstückelung abgegrenzt. Zweck der defensiven Zerstückelung ist die Beseitigung des Leichnams und somit der Tatspuren, unter Umständen auch die Zerstörung der Identität des Opfers. Sie ist meist mit irgendeiner Art der Vernichtung, etwa durch Verbrennung, oder dem Verbergen verbunden. Die offensive Zerstückelung resultiert aus der Entladung der von Zorn, Hass, Rache, sexueller Lust oder geistiger Störung bedingten leidenschaftlichen Anspannung und Erregung.

Viele Täter wenden für die Zerstückelung mehrere unterschiedliche Werkzeuge an, zum Beispiel Säge oder Beil für die Knochen und Messer für die Weichteile. Zum Teil werden auch ungewöhnliche Werkzeuge wie Trennschleifgeräte, Stichsägen, Bajonett oder Samuraischwert eingesetzt. Bei der Leichenbeseitigung werden vom Täter ganz unterschiedliche Wege eingeschlagen. Dabei kommen zum Beispiel Vergraben, Einbetonieren, Versenken in Wasser und die Beigabe zum Hausmüll in Betracht. Extreme Formen der Zerstückelung sind dokumentiert, wie etwa das Zerlegen in 3930 haselnuss- bis erbsengroße Stücke mittels Beil und Küchenmesser durch einen psychotischen Straftäter.

Das Zerstückeln eines Leichnams ist per se nicht kriminell im Sinne von strafbar. Jedoch kommt bei der rechtlichen Bewertung einer solchen Tat unter Umständen der Paragraph 168 des Strafgesetzbuchs in Betracht, der die sogenannte Störung der Totenruhe regelt. Hierbei geht es um die unbefugte Wegnahme einer Leiche beziehungsweise von Leichenteilen aus dem Gewahrsam der dazu berechtigten Personen. Eine Sonderrolle nehmen Leichen und Leichenteile in der Anatomie ein. Hier gilt für die Wegnahme von Leichenteilen der Tatbestand des Diebstahls, bei Zerstörung oder Beschädigung gilt der Tatbestand der Sachbeschädigung.

## Alter, Demenz und Aggression

Alter bedeutet keineswegs Kranksein. Infolge der besseren Gesundheitsversorgung sind ältere Menschen heutzutage häufig leistungsfähiger beziehungsweise weniger beeinträchtigt als früher. Mit hohem Lebensalter, ab etwa 80 Jahren, wächst jedoch sehr stark das Risiko, eine Demenz zu entwickeln. Gewalttaten durch ältere oder alte Menschen sind ausgesprochen selten. Wenn sie im hohen Alter erstmals oder verstärkt auftreten, steckt dahinter nicht selten eine psychische Störung. Bei Straftätern, die erstmals im Alter Gewalttaten begehen, findet man am häufigsten wahnhafte oder paranoide Entwicklungen, organische Persönlichkeitsveränderungen und Demenzerkrankungen.

Leitsymptome der Demenz sind der Abbau der geistigen Leistungsfähigkeit sowie eine Abflachung oder auch Akzentuierung der Emotionalität mit Vergesslichkeit, Reizbarkeit, verringerter Belastbarkeit und Orientierungsstörung. Demenzen können die Folge von Hirndurchblutungsstörungen sein (vaskuläre Demenz), des unmittelbaren Untergangs von Nervengewebe (Prionenkrankheit, sogenannte Alzheimer-Demenz) oder auch Folge anderer Schädigungsprozesse.

Polizeirelevant kann es werden, wenn ein Demenzkranker aggressiv darauf reagiert, wenn man ihn beruhigen, fixieren oder einschließen will. Die Krankheit kann zu einer starken Enthemmung führen, sodass Zorn und Ärger zu Aggressionstaten gegen Fremde, insbesondere aber auch gegen nahe Angehörige oder Pflegekräfte führen. Demenzkranke reagieren zum Teil auch aggressiv auf anonyme, sozusagen vom kranken Gehirn erfundene Personen.

Schwerwiegende demenzielle Krankheitszeichen sollten bei Straftaten eine forensisch-psychiatrische Begutachtung zur Frage der Schuldfähigkeit mit sich bringen. Eine sich entwickelnde Demenz kann beispielsweise auch zur Enthemmung körperlicher Primärbedürfnisse führen; Sexualdelikte von alten Menschen können die Erstmanifestation eines beginnenden Hirnabbaus sein.

Die in diesem Fall diagnostizierte Form der Demenz, die sogenannte frontotemporale Demenz, auch PICK-Krankheit oder Morbus Pick genannt, gehört zu den selteneren Formen. Sie wird häufig mit psychischen Störungen verwechselt, weil sich Betroffene auffällig und unsozial verhalten, während ihr Gedächtnis weitgehend erhalten bleibt. Heilbar ist diese Krankheit nicht.

Die Beurteilung der Auswirkungen von Demenzerkrankungen im Zusammenhang mit Straftaten gehört in das Fachgebiet der forensischen Psychiatrie. Der Rechtsmediziner kann diesbezügliche Hinweise geben, wenn er bei der Untersuchung eines Täters einen Abbau intellektueller Leistungen, einen Gedächtnisverlust oder auffällige Wesensveränderungen feststellt.

# Krankhafte Mutterliebe

Diese liebevolle Geste, mit der die Frau ihrer kleinen Tochter über den Kopf streichelt. Dieser sorgenvolle Blick, als sie den Ärzten von der ungewöhnlichen Blässe des Mädchens erzählt. Davon, dass sie so schlapp wirkt, müde und passiv, so gar nicht lebhaft und neugierig wie andere Kinder im Krabbelalter. Eine fürsorgliche Mutter, aufopfernd und in großer Sorge um ihr Kind präsentiert sich da den Medizinern. Eine Frau, die dringend ärztliche Hilfe für ihr Baby sucht, wieder und wieder und mit Nachdruck. Immer neue Tests werden vorgenommen, um den Ursachen für eine rätselhafte Blutarmut des Kindes auf die Spur zu kommen, die es weiter schwächt – und schließlich sogar in einen lebensbedrohlichen Zustand bringt.

Was könnte das Leiden ausgelöst haben? Welche Therapien gibt es noch, die nun vielleicht – endlich! – anschlagen könnten? In solchen Momenten, in denen alles erdenklich Mögliche für einen kleinen Patienten getan wird und doch nichts zu helfen scheint, stehen Mediziner vor einem Rätsel. So wie bei dem kleinen Mädchen mit der Blutarmut, das mit seiner Mutter schon eine Odyssee bei Kinderärzten und diversen Kliniken hinter sich hat, ohne dass die Mediziner wirkliche Linderung verschaffen können. *Die Ursache für das Leiden des Kindes blieb zunächst im Dunkeln. Das Mädchen hatte schon etliche Maßnahmen über sich ergehen lassen müssen, bis hin zur Knochenmarkuntersuchung. Auch nachdem sie Bluttransfusionen bekam, erfolgte keine Besserung. Im Gegenteil, ihr Zustand verschlechterte sich immer weiter.*

Hat man es mit einer äußerst seltenen Krankheit zu tun? Einem bisher unerforschten Phänomen?

Am Ende wird das Mädchen gerettet, aber nicht durch ein besonders effizientes, neuartiges Medikament und auch nicht durch eine komplizierte Operation. Tatsächlich ist es eher erfolgreiche Detektivarbeit, ein Zusammenspiel aus medizinischer Erfahrung, genauer Beobachtung und Intuition.

*Bei mir kam der Verdacht auf, dass die Mutter das Kind entblutet. Daraufhin haben wir die Mutter von dem Baby getrennt. Was sich schließlich als besonders perfide herausstellte: Sie hatte sogar aus den Bluttransfusionen, mit denen die Ärzte ihre Tochter retten wollten, etwas abgezweigt und torpedierte damit zunächst jede Genesungsmöglichkeit. Nachdem wir sie nicht mehr in die Nähe des Kindes ließen, erholte es sich zusehends.*

Gute Mutter, böse Mutter: Die Frau litt unter dem sogenannten Münchhausen-Stellvertreter-Syndrom, dessen Namensgebung auf die Lügengeschichten des Barons von Münchhausen zurückgeht.

*Es ist eine bizarre Form der Kindesmisshandlung. Bei diesem Krankheitsbild gibt eine nahe Beziehungsperson des Kindes, in den meisten Fällen die Mutter, sehr viel seltener die Großmutter, entweder fälschlich Symptome an, an denen ihr Kind angeblich leidet. Oder sie manipulieren an*

*Sohn oder Tochter, bis diese zum Teil dramatische Krankheitszustände aufweisen. Und dann verlangen sie für ihr angeblich krankes Kind Untersuchungen, Therapien, Operationen und Medikamente. Ärzte werden dadurch unwissentlich zu nicht indizierten Behandlungsversuchen veranlasst – und damit unfreiwillig zu einer Art Komplizen, zugleich Täter und getäuschte Opfer.*

Beim Münchhausen-Stellvertreter-Syndrom, auch Münchhausen-Syndrom-by-proxi genannt, sind es die Kleinsten und Wehrlosesten, die aufgrund von Störungen ihrer Mütter quälende Erfahrungen machen müssen. Ihre Leidensgeschichten ähneln sich: Da liegen sie dann in ihren Krankenhausbetten, diese kleinen Mädchen und Jungen, die sich elend fühlen und häufig an Fieber und Schmerzen leiden. Oft schon ernsthaft malträtiert von der Mutter oder von dieser dazu gezwungen, Krankheiten zu simulieren, müssen sie immer neue Untersuchungen über sich ergehen lassen, Stiche mit Infusionsnadeln etwa oder Magenspiegelungen, Narkosen und Operationen, Therapien mit Nebenwirkungen. All das sind Maßnahmen, die physische und auch psychische Schädigungen bei den Kindern verursachen können.

Die scheinbar ideale Mutter, die in Wahrheit ihr Kind misshandelt: Warum tut eine Frau so etwas? Bei Täterinnen mit Münchhausen-Stellvertreter-Syndrom ist es keinesfalls Sadismus, der die Frauen antreibt.

*Vielmehr ist es ein Gefühl der Isolation oder Einsamkeit, oft gepaart mit Bindungsstörungen, nicht selten wegen traumatischer Erlebnisse in ihrer eigenen Kindheit oder einer emotionalen Vernachlässigung. Dieser fehlende Zuspruch bringt die Mütter dazu, mit ihrem Kind in Kliniken zu gehen, scheinbar verzweifelt und in echter Sorge. Und so wendet sich für sie das Blatt. Plötzlich bekommen sie Anerken-*

*nung und gelten als perfekte Mutter. Die Täterinnen sind in einer innerseelischen Notlage, auf die sie über den Umweg des als krank präsentierten Kindes aufmerksam machen und letztlich selbst Hilfe bekommen wollen.* Oft verfügen diese Frauen auch über medizinische Kenntnisse und sind daher in der Lage, angebliche Symptome präzise zu schildern. Oder sie verfälschen gezielt Untersuchungsbefunde, um Ärzte auf eine falsche Fährte zu locken. Die Mutter, deren Kind angeblich unter Blutarmut litt, war eine Kinderkrankenschwester, und sie steckte in einer starken Stresssituation durch eine Trennung von ihrem Partner, die sie nicht verkraftete.

*Wie die meisten Frauen mit Münchhausen-Stellvertreter-Syndrom wirkte diese Mutter zunächst sehr überzeugend. Da half ihr natürlich auch ihre berufliche Ausbildung. Und sie wusste, wie man fachmännisch Blut abnimmt. So schuf sie ein überzeugendes Krankheitsbild und erreichte, dass man sich intensiv um ihr Kind – und damit auch um sie – kümmerte. So wurde sie zur Betreuung des Kindes ebenfalls im Krankenhaus aufgenommen. Wenn die Manipulation nicht bemerkt wird, werden solche Frauen darin bestärkt, es wieder zu tun.*

Ein ähnliches Vorgehen wählt auch eine Frau aus Norddeutschland, deren unfassbare Tat sie später vor Gericht bringt, wo sie schließlich zu einer Gefängnisstrafe von zwei Jahren und neun Monaten verurteilt wird.

*Wir haben die Leidensgeschichte ihres Sohnes genau verfolgt und den Jungen wiederholt während seiner Krankenhausaufenthalte untersucht. Das Leben des Kindes hing mehrfach am seidenen Faden. Es war ein Drama zu sehen, wie schlecht es ihm ging. Erst die Trennung der Mutter von ihrem Sohn beendete sein monatelanges Martyrium, und der Dreijährige konnte gerettet werden.*

Bis dahin ist es ein weiter Weg voller Leiden und Ängste, für das Kind – und für seine Familie, die um sein Leben bangt. Immer wieder muss der Junge wegen heftiger Krankheitssymptome in die Klinik. Und dort sitzt seine Mutter nun fast rund um die Uhr an seinem Bett, hält seine Hand, streicht ihm über die fieberheiße Stirn, redet beruhigend auf ihn ein. Sie sieht, wie sich ihr Sohn vor Schmerzen krümmt und dass er ganz grau im Gesicht ist. Sie merkt, wie ihn seine Krankheitssymptome quälen. Die Frau erfährt von den Ärzten, dass ihr Kind „in kritischem Zustand" ist, wie es die Mediziner formulieren. Das heißt: Es besteht konkret die Gefahr, dass es stirbt.

Die Frau hat es in der Hand, dem Leiden ihres Sohnes ein Ende zu bereiten. Wenige Worte würden ausreichen, mit denen sie eingestehen müsste, dass sie selbst es ist, die ihn so schwer krank gemacht hat. Doch die Frau schweigt, verlangt immer neue und effizientere Therapien für ihr Kind – und lebt ihre Rolle als vermeintlich aufopferungsvolle Mutter.

So kommt lange Zeit kein Verdacht auf, dass sie es sein könnte, die das Leid ihres Sohnes verursacht. Insgesamt zeigt es sich in sehr vielen Fällen als äußerst schwierig, dieses Syndrom zu diagnostizieren. Denn solche Menschen sind Meister der Täuschung und verstehen es mitunter sogar, selbst Spezialisten über Jahre hinters Licht zu führen. Ihre Manipulationen werden auch durch die Sorge von Ärzten begünstigt, vielleicht eine seltene Krankheit zu übersehen.

Das Leiden des Dreijährigen beginnt in einem Frühsommer. Bis kurz vor Weihnachten muss er wiederholt wochenlang mit Symptomen einer schweren Infektion ins Krankenhaus. Sobald sich nach erfolgreichen Therapien sein Zustand verbessert und er nach Hause entlassen werden kann, erkrankt er erneut und muss wieder zurück in die Klinik.

Die Ärzte stehen vor einem Rätsel. Immer wieder leidet der Junge unter sehr hohem Fieber und bekommt Abszesse, sein Blutdruck fällt ab, die Sauerstoffsättigung des Blutes sinkt. Das Kind ist in einem erbarmungswürdigen Zustand, muss wiederholt auf die Intensivstation verlegt und dort auch intubiert werden. Schließlich gehen die Ärzte von einer Erkrankung des Knochenmarks und des Immunsystems aus, der Junge bekommt eine Chemotherapie.

*Man zögert als Arzt lange, bis man so einen gravierenden Eingriff in den Körper vornimmt, insbesondere bei einem Kind. Aber hier schien es keine andere Lösung zu geben. Eine Knochenmarktransplantation war schon geplant. Zwei Geschwister des Dreijährigen wurden unter Narkose mithilfe einer Punktion untersucht, ob sie als Spender infrage kommen. Das war nicht der Fall. Schließlich fand man einen anderen neutralen Spender. Obwohl eine Knochenmarktransplantation lebensgefährlich ist, bestand die Mutter darauf, diese durchzuführen. Sie war informiert, was bevorstand. Doch bevor es zur Operation kam, keimte beim Klinikpersonal der Verdacht auf, dass das Kind bewusst krank gemacht worden sein könnte. Die Ärzte hatten im Blut des Jungen ein seltenes Bakterium festgestellt und dann zusammen mit uns Rechtsmedizinern versucht aufzuklären, was der Ursprung sein könnte.*

Im Auftrag ihrer Vorgesetzten schaut eine Krankenschwester im Krankenzimmer des Jungen gründlich nach und findet in einer Schublade Infusionsflaschen mit Einstichstellen. Die Mutter des Dreijährigen wird daraufhin mit dem Verdacht konfrontiert und gesteht. Jetzt kommt heraus: Sie hat ihm unter anderem mit Fäkalien oder

Speichel verseuchte Substanzen gespritzt. Als ihr Ehemann und der Vater des Jungen dies erfährt, ist er fassungslos und erschüttert. Er reicht die Scheidung ein und sorgt dafür, dass seine Frau die gemeinsamen Kinder nicht mehr trifft. Die Mutter kommt für mehrere Monate in eine psychiatrische Klinik, wo sie medikamentös und psychosomatisch behandelt wird.

In dem folgenden Strafprozess gegen sie erklärt ein psychiatrischer Sachverständiger, dass die Frau unter einer „posttraumatischen Belastungssituation leidet" und sich möglicherweise in einer „inneren Notsituation" befunden habe. Sie ist selber als Kind missbraucht worden und hat weitere traumatische Erlebnisse gehabt.

Dies ist eine Situation in ihrer Vita, die sie laut Experten mit vielen anderen Frauen teilt, die am Münchhausen-Stellvertreter-Syndrom leiden. Nicht selten haben Menschen, die diese Störung entwickeln, früher unter einer feindseligen und unzuverlässigen Familienatmosphäre gelitten. Hinzu kommt oftmals die Erfahrung von Gewalt, Missbrauch oder Vernachlässigung. Obwohl diese Menschen selber in ihrer Kindheit und Jugend viel gelitten haben und wissen, wie quälend Schmerzen sind, reagieren sie mitunter mitleidlos auf den Leidensdruck ihrer Kinder.

Die junge Frau, die letztlich wegen der schweren Qualen ihres Sohnes vor Gericht landet, hat ihm jedoch niemals wirklich wehtun wollen. Sie hat eine heile Welt gesucht, ist eine Ehe eingegangen und hat sich aufopfernd um ihre Kinder gekümmert – so intensiv und fürsorglich, dass andere sie als „Übermutter" und „Glucke" beschreiben. Und doch wird sie aus ihrer Sicht enttäuscht, weil sie meint, der Ehemann erkenne ihre Fürsorge für die Familie nicht ausreichend an.

Erst als ihr Sohn erkrankt, in eine Klinik muss und sie stetig an seinem Krankenbett sitzt, bekommt sie den Zuspruch, den sie sich so sehr ersehnt. Daraufhin reift offenbar ihr Entschluss, ihr Kind absichtlich krank zu machen. „Man muss jemanden verletzen, um selbst wahrgenommen zu werden", sagt die aparte Frau später im Prozess. Nahezu reglos sitzt sie da, das Gesicht wie versteinert und zur Seite gewandt, den Blick gegen die Wand gerichtet. Die Taten gesteht sie im Wesentlichen, sagt aber, es sei „alles im Nebel" gewesen, sie könne sich nicht erinnern. „Ich stand neben mir. Ich liebe meine Kinder." Erst zum Ende des Prozesses bricht es aus ihr heraus, Tränen rinnen über ihre Wangen, ihr ganzer Körper bebt vom heftigen Schluchzen.

Das Gericht spricht in seiner Urteilsbegründung davon, dass die Frau zwar eigentlich eine „vorbildliche Mutter" gewesen sei, die sich für ihre Kinder aufgeopfert habe. Und doch habe sie im Widerspruch dazu mit der lebensbedrohlichen Behandlung ihres Sohnes „unglaubliches Unrecht" getan und ihn sogar zweimal konkret in Lebensgefahr gebracht. „Sie hat sich aber auch mit ihren Taten selbst bestraft. Sie hat ihre Kinder und die Familie, die sie über alles geliebt hat, und wollte das aufrechterhalten. Aber genau das hat sie tatsächlich zerbrochen."

*Die besondere Tragik des Falls lag in der Monate dauernden Krankheit des kleinen Jungen. Es war eine besonders langwierige Leidenszeit mit einer sehr belastenden Therapie. Es hätten schwere gesundheitliche Folgeschäden hervorgerufen werden können. Bei solchen rätselhaften Krankheitsfällen steht man als Arzt oft grübelnd davor und fragt sich: Was ist jetzt wieder los? Man muss sich eben manchmal überlegen, inwieweit man Schilderungen über Krankheitsbilder Glauben schenkt. Wie ist das mit der Fan-*

*tasie? Ihr sind bekanntlich keine Grenzen gesetzt. Das be-*
*trifft nicht nur sadistische Tötungen, sondern auch Selbst-*
*beschädigungen beziehungsweise Quälereien der eigenen*
*Kinder, die man doch eigentlich liebt.*

Auf diese Weise entstehen für manchen kleinen Jungen oder manches kleine Mädchen furchtbare Leidens-
zeiten. Etwa für das Kind, das vier Jahre lang an Durchfall
leidet, immer weiter abmagert und nicht mehr wächst.
Bei ihm vermutet man zunächst eine seltene Darmer-
krankung, nachdem der Junge eine Darmspiegelung über
sich hat ergehen lassen müssen und ihm mehrfach nach
Magenspiegelungen Gewebeproben aus der Magen-
schleimhaut entnommen werden.

Schließlich stellt sich heraus, dass ihm seine Mutter
jahrelang Abführmittel verabreicht hat und ihm zudem
nicht ausreichend zu essen gibt. Das Kind ist manchmal
so ausgehungert, dass es Klassenkameraden die Pausen-
brote stiehlt, um überhaupt etwas zu essen zu haben.

Und da ist das kleine Mädchen, das nach einer Verletzung an einer Knochenentzündung am Bein leidet. Nicht
etwa ein Sturz auf der Treppe ist die Ursache dafür, wie
die Mutter den Ärzten zunächst weismachen will. Die
Frau hat ihre Tochter vielmehr auf äußerst brutale Weise
misshandelt, indem sie das Bein des Mädchens an einen
Stuhl gebunden und mit einem Hammer auf die Knochen
eingeprügelt hat.

*Ich habe mehrere kleine Kinder erlebt, oft jünger als ein*
*Jahr alt, die von Angehörigen bewusst geschädigt wurden.*
*Zum Beispiel ein zwölf Monate alter Junge, der an einem*
*Wundinfekt litt und bei dem unter anderem ein tief im*
*Weichgewebe sitzender Dorn entfernt werden musste. Der*
*Dorn konnte nur ins Fleisch geschoben worden sein.*

Eine andere Mutter hat ihrer Tochter wiederholt unter

anderem Kalkreiniger eingeflößt, um sie dann wegen vermeintlich unerklärlicher schwerer Beschwerden in einer Klinik behandeln zu lassen. So unterschiedlich die Methoden, wie Mütter ihre Kinder krank machen – in einem ähneln sie sich auf fatale Weise: Kaum eine Täterin gibt überhaupt zu, ihr Kind manipuliert zu haben. Manche Kinder sterben sogar an den Folgen krankhafter Mutterliebe.

*Angebliche epileptische Anfälle, das Malträtieren der kindlichen Haut mit Fingernägeln oder spitzen Gegenständen oder die Verabreichung von Medikamenten: Die Täterinnen nutzen das ganze Spektrum der Medizin. Die am häufigsten gezeigten Symptome des Kindes sind dabei sehr unspezifisch. So treten vor allem Blutungen, Anfälle, Schwäche und Schwindel, Komazustände, Durchfälle, Erbrechen, Fieber, Hautrötungen und Hautausschläge auf. Doch manche Manipulationen gehen so weit, dass die daraus resultierenden schweren Symptome sogar zu Operationen führen mit der Folge einer erheblicher Schädigung, die eigentlich gar nicht notwendig wäre.*

*Überaus gefährlich sind auch manipulierte Atemstillstände. Es werden dann von den Müttern angebliche Erstickungsattacken der Kinder beklagt. Man kann das zum Teil in Kliniken beobachten, wenn es bei den kleinen Patienten einen Atemnotanfall gibt oder sie sogar kurze Zeit bewusstlos sind. Dahinter stecken dann mitunter aktive Erstickungsmechanismen, bei denen dem Kind der Mund zugehalten oder ein Kissen auf die Atemwege gedrückt wird. So lange, bis es röchelnd oder sogar bewusstlos daliegt, und dann in der Regel nach wenigen Minuten wieder aufwacht.*

*In solchen Fällen sind Nachforschungen notwendig, ob es in der Familie verstorbene Geschwister gibt, bei denen der plötzliche Kindstod diagnostiziert wurde. Dahinter könnte sich ein Tötungsdelikt verbergen, etwa ein Ersticken durch ein Bedecken der äußeren Atemwege zum Beispiel mit einem Kissen. Vielleicht wollte die Mutter nur einen weiteren Atemnotstand vortäuschen und hat zu lange zugedrückt. Und dann wacht das Kind nicht mehr auf. Wenn an die Möglichkeit des „weichen Erstickens" gedacht wird, können wir Obduzenten bei gezielter Suche Fasern in der Lunge nachweisen. Aber insgesamt gehört Ersticken insbesondere durch Verschließen von Mund und Nase zu den spurenarmen Tötungsmöglichkeiten. Das gilt genauso für das Abschneiden der Luftzufuhr zum Beispiel durch Zellophan oder eine Plastiktüte.*

*Man fragt sich natürlich: Wie groß ist das Dunkelfeld? Es ist eine grausame Vorstellung, dass es wahrscheinlich deutlich mehr Fälle gibt, als aufgeklärt werden.*

Der Nachweis des Münchhausen-Stellvertreter-Syndroms ist schwierig, da in deutschen Kliniken, anders als etwa in England, Videoüberwachung nicht erlaubt ist. Laut unterschiedlichen Studien liegt die Mortalitätsrate zwischen fünf bis zu sogar 33 Prozent. In einer britischen Studie lag bei 39 Kindern, im Durchschnitt neun Monate alt, der Verdacht vor, dass ihnen absichtlich Verletzungen zugefügt wurden; bei 33 bestätigte sich der Verdacht. Nachgewiesen wurde dies unter anderem durch Videoaufnahmen.

Es kam zur Aufdeckung unterschiedlichster sowohl psychischer als auch physischer Misshandlungsformen. Bei 30 Kindern wurden vorsätzliche Erstickungsmanöver sowie das Einflößen von gefährlichen Stoffen wie Desinfektionsmitteln beobachtet. Zudem wurden in elf Fällen Blutungen aus Mund oder Nase induziert und in einem Fall absichtlich dem Kind ein Arm gebrochen. Insgesamt hatten diese Kinder 41 Geschwister, von denen zwölf bereits plötzlich und unerklärlich verstorben waren. In vier Fällen gaben Personen später zu, ihre Kinder erstickt zu haben.

Ein in Irland beschriebener Fall konnte erst durch die Exhumierung eines kindlichen Leichnams und anschließende Haaranalyse aufgeklärt werden. Der Verdacht hatte sich ergeben, als bei der älteren Schwester des verstorbenen Kindes im Urin Psychopharmaka nachgewiesen wurden. So kam der Verdacht einer Vergiftung auf, der sich bei dem toten Kind auch bestätigte.

Aber es gibt auch Beobachtungen, die, rechtzeitig gemacht, auf eine Ungereimtheit hinweisen können. Verdächtig ist zum Beispiel, wenn Kinder immer wieder in Krankenhäusern vorgestellt werden, ohne dass es schließlich zu einer klaren Diagnose kommt. Ein Hinweis kann auch sein, wenn die Mutter rasch eine enge, vertrauliche Beziehung zum Klinikpersonal entwickelt und sich auf der Station geradezu wohl zu fühlen scheint.

Ebenso sollte man hellhörig werden, wenn Mütter auf einer Therapie mit Psychopharmaka bestehen, obwohl ihr Kind nur leicht verhaltensauffällig ist.

*Sie stellen die Symptome ihrer Kinder viel schlimmer dar, als sie tatsächlich sind. Und bei gesundheitlichen Verschlechterungen bleiben sie ungewöhnlich gelassen. Ein Indiz kann auch sein, dass es dem Kind plötzlich deutlich besser geht, wenn die Mutter abwesend ist. Oder es gibt weitere unerklärliche Erkrankungen oder den Tod eines Geschwisterkindes. Ein positiver Beleg kann sich zum Beispiel auch aus einem Labornachweis nicht verordneter Medikamente oder von Stoffen aus Blutproben oder Urinuntersuchungen des Kindes ergeben. Oder es beobachtet jemand direkt, wie die Mutter Hand anlegt: wenn sie etwa an Infusionen manipuliert oder die Atemwege ihres Säuglings bedeckt.*

*Diese Atemnot kam urplötzlich, würde sie dem Klinikpersonal sagen, mit sorgenvoller Miene und in scheinbar echter Aufregung – während sie in Wahrheit das Leben ihres Kindes riskiert. Das ist eine sehr schwierige und ungewohnte Situation. Eigentlich vertraut der Arzt natürlich den Bezugspersonen des Kindes und ihren Angaben zur Symptomatik. Der Ansatz zur richtigen Diagnose beruht darin, überhaupt die Möglichkeit in Betracht zu ziehen, dass eine Mutter ihr eigenes Kind schädigen könnte.*

## Artifizielle Störungen – rätselhaft und gefährlich

Die artifizielle Störung, zu der sowohl das Münchhausen-Syndrom als auch das Münchhausen-Stellvertreter-Syndrom gehören, basiert im Grunde auf Täuschung und Betrug. Gemeinsames Merkmal bei beiden Störungen ist das absichtliche Erzeugen oder Vortäuschen körperlicher oder psychischer Symptome.

Beim Münchhausen-Syndrom simulieren Erwachsene Krankheiten oder manipulieren derartig an sich selber, dass Symptome entstehen. Nicht selten kommt es dann auch zu Klinikaufenthalten und sogar zu Operationen. Münchhausen-Patienten sind häufig alleinstehende Männer, die mitunter von Klinik zu Klinik ziehen und deshalb auch „Krankenhaus-Wanderer" genannt werden.

Beim Münchhausen-Stellvertreter-Syndrom ist es die Manipulation am meist noch kleinen Kind, die durch einen nahestehenden Erwachsenen erfolgt. In den allermeisten Fällen ist dies die Mutter, selten die Großmutter oder eine andere Verwandte oder ein Babysitter.

Patienten mit artifiziellen Störungen auf die Schliche zu kommen, ist nicht einfach. Sie haben das Täuschen perfektioniert und wirken sehr überzeugend. Durch geschickte Manipulationen verursachen sie beispielsweise Entzündungen und Blutungen, sie verätzen sich die Haut oder fügen sich sogar sehr schwere Verletzungen bis hin zu Verstümmelungen zu.

Prof. Dr. Klaus Püschel: „Solche Manipulationen als selbst und absichtlich zugefügt zu erkennen, gehört zu den Spezialgebieten von mir. Aber einmal habe ich mich sehr geirrt. Es war der Fall eines Mannes, der an einem Arm eine Gasblasenansammlung unter der Haut hatte, wie bei einem Gasbrand. Dabei handelt es sich um eine lebensgefährliche Erkrankung mit Keimen, die ohne Sauerstoff existieren können und dann unter Umständen sogar Fäulnisgase bilden. Nicht näher analysierte Gasansammlungen fand man auch im Gewebe des Mannes; es war eine hoch bedrohliche Situation. Ihm wurde sogar zweimal der gesamte Arm chirurgisch aufgeschnitten. Damit sollte erreicht werden, dass wieder Sauerstoff im Gewebe transportiert wird.

Doch bei genauerer Untersuchung wurden keine Keime nachgewiesen. Ich habe mich gefragt: Wie kommen die Gase in den Arm? Schließlich habe ich die Verdachtsdiagnose gestellt, dass der Mann artifiziell Gas eingeleitet haben müsse, um einen Klinikaufenthalt zu erschleichen. Immerhin wurde er zweimal an großen Universitätskliniken behandelt, ohne dass die Ursache für das seltene Phänomen zunächst nachvollziehbar geklärt wurde.

Schließlich konnte in einem dritten Krankenhaus die wahre Krankheit diagnostiziert werden. Tatsächlich war die Spitze des einen Lungenflügels bei dem Patienten in der linken Brusthöhle verwachsen. Dort sind Lungenbläschen geplatzt, Luft trat in das Gewebe ein und breitete sich im Arm aus – mit der Folge, dass sich die zunächst unerklärlichen Gasansammlungen bildeten. Das ist eine extrem seltene Erkrankung, die ich vorher noch nie gesehen hatte. So kam es zu der folgenschweren Fehldiagnose. Der junge Mann wurde an der Lunge operiert, danach hatte der Spuk ein Ende. Was blieb, war der durch Operationsnarben entstellte und im Gebrauch behinderte Arm.

Ein anderer Fall entpuppte sich indes als klassisches Münchhausen-Syndrom. Eine Frau hatte immer wieder auftretende Infektionen. An einem Knochen am Bein hatte sich das Gewebe entzündlich verändert. Die Patientin musste wiederholt operiert werden, doch langfristig ergab sich keine Besserung. Der Grund: Die Frau hatte mit einem Draht an Fleisch und Knochen manipuliert, wie sich herausstellte. Sie hatte sogar Fäkalkeime in die Wunde eingeleitet. Erst als wir ihr einen speziellen Verband anlegten, den man über Tage nicht wechseln musste, hatten Knochen und Gewebe Zeit zu heilen."

## Münchhausen-Stellvertreter-Syndrom

Das Einflößen von Desinfektionsmitteln, Keimen oder Giften oder auch vorsätzliche Erstickungsmanöver sind Beispiele für das Münchhausen-Stellvertreter-Syndrom, bei dem die Täterinnen den Tod ihrer kleinen Kinder in Kauf nehmen.

Erhärtet sich der Verdacht des Münchhausen-Stellvertreter-Syndroms, muss das Kind geschützt werden. Hierfür ist die Zusammenarbeit pädiatrischer, rechtsmedizinischer, psychologisch-psychiatrischer sowie juristischer und jugendamtlicher Fachkräfte erforderlich. Unter Umständen muss sogar unter Einschaltung von Justiz und Jugendhilfe das Kind längerfristig von der Familie getrennt werden. Hier greift der Paragraph 1666 des Bürgerlichen Gesetzbuchs, nach dem zur Abwendung von Gefahr erforderliche Maßnahmen ergriffen werden dürfen, etwa die längerfristige Übernahme des Kindes in eine Pflegefamilie.

# Das Martyrium im Folterkeller

Das Grauen verbirgt sich in der Tiefe, jahrelang, versiegelt unter Betonplatten, vergraben und fast vergessen – und schockiert dann umso verstörender, als es an die Oberfläche dringt. Aufgespürt von Leichenhunden, freigelegt mithilfe von Presslufthämmern, die sich in das kalte, steinerne Grab gefräst haben. Schließlich wird der Blick freigegeben auf den Tod in einer ganz besonders entsetzlichen Gestalt: zwei Frauenkörper, brutal entsorgt in Säurefässern und fast bis zur Unkenntlichkeit zerstört.

Ein Horrorszenario. So etwas sprengt Grenzen, die Grenzen der Grausamkeit, der Skrupellosigkeit, der maßlosen Kälte, des Ausgeliefertseins und der bodenlosen Angst.

*Wir hatten zwei Fässer aufgemacht, und dabei haben wir in Abgründe geschaut. Einen Abgrund der Seele, einen Abgrund des Grauens. Der Fall wird 1992 bekannt und schockiert Menschen in ganz Deutschland.*

„Mörder und Monstrum", „Zersägte Frauen im Atombunker", „Der geheime Friedhof des Frauenmörders": Die Medien berichten in bluttriefenden Schlagzeilen über die Verbrechen, die als „Säurefassmorde" in die deutsche Kriminalgeschichte eingehen. Die Wirklichkeit, die hinter diesen Worten lauert, ist tatsächlich monströs. Und die Verbrechen, um die es geht, scheinen unvorstellbar.

Ein Hamburger Kürschner hat innerhalb von zwei Jahren zwei 61 und 31 Jahre alte Frauen entführt und sie in einem schallisolierten und mit einer Eisentür verrammelten Atombunker in seinem Garten gefangen gehalten. Er hat seine Opfer erpresst und auf grausame Weise missbraucht und gequält, bis er sie schließlich ermordet und ihre zerstückelten Leichen in zwei Säurefässern in seinem Garten vergräbt. Erst Jahre später werden sie entdeckt, nachdem eine Sonderkommission des Landeskriminalamts umfangreich recherchiert hat und auch Leichenspürhunde einsetzte.

*Bis heute entzieht sich meiner Vorstellungskraft, was hier zwischen dem sadistischen Mörder und seinen hilflosen Opfern hinter den Betonmauern des Atombunkerverlieses abgelaufen ist. Anhand der Überreste der Mordopfer, die wir bei der Obduktion untersuchten, bekamen wir zumindest eine Ahnung von der Gewalt, die den beiden Frauen angetan wurde: grausamste Folterungen, wie sie später auch anhand von entsetzlichen Bilddokumenten und Tonbandaufnahmen belegt wurden, die der Täter selber genüsslich angefertigt hatte.*

*Brutale Gewalt mit geplantem tödlichem Ende. Es waren Verbrechen, die auch einen erfahrenen Rechtsmediziner nach Tausenden von untersuchten Todesfällen und persönlichen Erfahrungen mit zahllosen Tatorten und Leichenöffnungen an die Grenze seiner professionellen Rekonstruktion und Abstraktion bringen.*

Was macht das Böse aus? Wie ist es zu erkennen?

*Der sprichwörtliche „kalte" oder „stechende" Blick, den viele an einem Mörder vermuten, ist häufig Einbildung.*

*Kaum einem Menschen, der Kapitalverbrechen begeht, ist die Neigung zum Töten in irgendeiner Form anzusehen. Die früher einmal gelehrte „typische" Physiognomie eines Gewaltverbrechers, also beispielsweise eng stehende Augen oder fliehende Stirn, ist wissenschaftlich gesehen Unsinn.* Doch von dem Mann, der als der Schuldige in den „Säurefassmorden" überführt wird, sagen manche, er habe durchaus eine Furcht einflößende Ausstrahlung gehabt. So auch die entfernte Bekannte, der der Mann eines Tages sein Haus zeigt und die er mit Worten schockiert, ganz ruhig ausgesprochen, doch mit spürbarer Kälte: „Und da hinten ist mein Atombunker. Der ist schalldicht. Wenn da drin einer schreit, hört das niemand."

Der Kürschner sollte recht behalten. In dem unterirdischen Betonverlies, das er sich gebaut hatte, muss es viele Schreie gegeben haben, die an den undurchdringlichen Wänden verhallt sind. Schreie nach Hilfe, Schreie der Angst und des Schmerzes. Und zuletzt: tödliche Stille.

Es dauert Jahre, bis der Täter überführt wird. Schließlich wird der 48-Jährige 1996 vom Hamburger Schwurgericht unter anderem wegen Mordes in zwei Fällen zu lebenslanger Freiheitsstrafe verurteilt. Ferner wird die besondere Schwere der Schuld festgestellt und die Sicherungsverwahrung angeordnet – insgesamt die schwerste mögliche Bestrafung nach deutschem Recht. Der Prozess gegen den Kürschner dauert 15 Monate, an 93 Tagen wird verhandelt. Ein psychiatrischer Sachverständiger stellt bei dem Angeklagten eine sadomasochistische Fehlentwicklung fest, eine schwere seelische Abartigkeit. Ein Geständnis hat es nie gegeben. „Sie haben gesagt: Ich kann alles erklären", wendet sich der Vorsitzende Richter in der Urteilsbegründung direkt an den Angeklagten. Das sei einer der Schlüsselsätze gewesen. „Aber aufgeklärt haben Sie nichts."

Der Verdächtige verrät im Gerichtsverfahren immer nur so viel, wie man ihm lückenlos nachweisen kann. Vom „stechenden Blick" des Angeklagten wird in der Berichterstattung über den Prozess immer wieder geschrieben und von seiner eher hohen Stimme. Eingerahmt von drei Verteidigern wirkt der kräftige Mann häufig, als könnte er es kaum erwarten, das Wort zu ergreifen, eifrig, ungeduldig, fast wie auf dem Sprung. Um dann in ausufernden Sätzen und von großen Gesten untermalt zu erzählen, was sich angeblich zugetragen habe. Es sind Schilderungen, die oft geprägt sind von blühender Fantasie, dann aber wieder präzise und dicht an der Wahrheit sind.

So kommt heraus, dass er die Leichen zunächst in seinem Keller in Fässern gelagert hat. Dann vergräbt er sie samt den Gefäßen in seinem Garten, zieht Taucheranzug und Tauchermaske an und schüttet dampfende Salzsäure in die Fässer. Seine Einlassungen darüber hinaus: abenteuerliche Szenarien, die alle auf Unfälle hindeuten sollen. Angeblich hat sich eines der Opfer, das in einem Fass gefunden wurde, bei einem Treppensturz in seinem Haus das Genick gebrochen. Und die andere Frau sei nach Fesselsexspielen in seiner Sauna vermutlich an Kreislaufversagen gestorben. Seine Fantasie gebiert sogar eine Organmafia, die die Frauen zur Gewinnung von Transplantationsmaterial getötet habe.

Das erste Opfer, eine 61-Jährige, wird seit März 1986 vermisst. Sie ist aus ihrem Haus verschwunden, zusammen mit ihrem Dackel Donald und dessen Hundekorb. Ebenfalls verschwunden sind 20 000 Mark aus einem Versteck im Badezimmer, ihr Führerschein und ihr Personalausweis. Zurück bleibt ein Zettel, auf dem sie notiert, sie habe „arbeiten satt" und wolle „nur noch leben". Drei Monate lang gehen bei Angehörigen Briefe und Karten

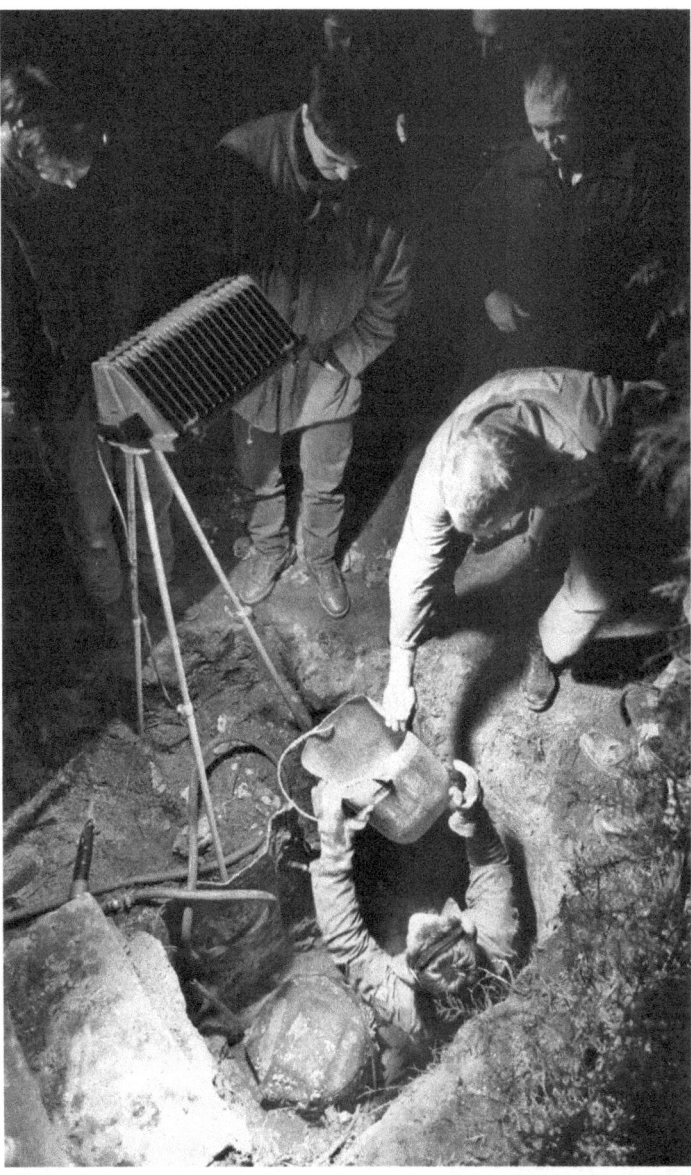

Suche und Ausgrabung eines Säurefasses durch die Polizei auf dem
Wochenendgrundstück in Basedow/Herzogtum Lauenburg

ein, auch von Teneriffa aus. Dann hört und sieht man
nichts mehr von ihr. Der Fall wird bei der Polizei als un-
erledigte Vermisstensache abgelegt.

Ein ähnliches Szenario zweieinhalb Jahre später, jetzt
verschwindet eine 31-Jährige. In einem Brief an ihren Le-
bensgefährten teilt sie ihm mit, dass sie ihn verlassen
habe. Später kommen Schreiben an ihren Arbeitgeber,
Karten an die Mutter und andere Angehörige hinzu, unter anderem aus Chile, der Schweiz und Brasilien. Zu diesem Zeitpunkt ist die junge Frau lange tot, nachdem sie
viele Tage gefoltert, missbraucht und gequält worden ist.
Die furchtbaren Leiden hat ihr Peiniger in Ton und Bild
aufgezeichnet.

*Die Frau muss ein entsetzliches Martyrium durchge-
macht haben, eingesperrt, gefesselt und in Todesangst. Auch
mit jahrzehntelanger Erfahrung sind für mich die Verbrechen des Kürschners einzigartig, in ihrer Brutalität und der
Menschenverachtung, die darin offenbar werden. Und in
ihrer Komplexität: zugleich Vermisstensache, Entführung,
Sexualdelikt und Mord. Dieser Fall ist fast schon historisch
außergewöhnlich. Meine erste Konfrontation mit den Taten
des Kürschners hat mich aber nicht im Entferntesten ahnen
lassen, wie tief der Fall in menschliche Abgründe führen
würde. In die absolute Finsternis. Der Fall beginnt für mich
mit einer weiteren Tat, einer Entführung im Jahr 1991, bei
der das Opfer und die Angehörigen um 300 000 Mark erpresst werden sollen.*

Die 53-jährige Frau wird gefangen gehalten, muss eine
Tonkassette besprechen und Briefe schreiben. Nach acht-
tägiger Gefangenschaft gelingt es ihr jedoch, den Verbrecher dazu zu bringen, sie freizulassen.

*Dies ist eine im Nachhinein kaum glaubliche psycholo-
gische Meisterleistung des Opfers, mit der die couragierte*

*Frau ihren vorgezeichneten Tod im Bunkerverlies des Peinigers abwendet. Ich bekam in jener Nacht einen Anruf von der Polizei mit der Bitte, das Opfer zu untersuchen. Als ich eine Stunde später im Polizeipräsidium ankam, herrschte hier hektische Aktivität. Die Ermittlungen liefen auf Hochtouren. Meine Aufgabe bestand darin, die Frau im Hinblick auf körperliche Misshandlungen und ihren psychischen Zustand zu untersuchen. Das Opfer zeigte sich erstaunlich gefasst.*

*Sie wies keinerlei Verletzungen auf. Es gab zudem keine Fesselungsspuren, obwohl sie zum Beispiel von Handschellen berichtete. Sie erzählte von einem Bunker, vom Tauchen, von Schatzsuche, von Astrologie und von der Mafia. Da dachte ich zunächst, sie hätte eine blühende Fantasie. Später sollte sich jedoch herausstellen, dass jedes Wort der Wahrheit entsprach. Sie hatte offenbar nichts anderes getan, als die wirren Gedankengänge ihres Entführers wiederzugeben.*

Der Kürschner wird wegen dieser Tat zu drei Jahren Freiheitsstrafe verurteilt.

*Beim Prozess sagte ich als Sachverständiger aus, dabei sah ich den Täter erstmals. Er war äußerlich unscheinbar, nur mit auffällig stechenden Augen. Er verhielt sich aufmerksam und konzentriert, sprach eher in einem Plauderton. Und er gab sich, als könnte er kein Wässerchen trüben, geschweige denn einem Menschen etwas zuleide tun.*

Es ist eine geradezu groteske Verzerrung der unvorstellbar brutalen und von Sadismus geprägten Verbrechen, die der Kürschner vor längerer Zeit schon vollbracht hat. Während des Verfahrens um die Entführung wird durch einen Zufall die Spur zu den zwei Mordopfern hergestellt. Wenn der Täter nicht auch noch diese Entführung begangen hätte, wären die beiden Frauen, die furchtbaren Verbrechen zum Opfer gefallen sind, vielleicht heute noch vermisst.

Dass es anders kommt, ist unter anderem einer Frau zu verdanken, die im Zuhörerbereich des Verhandlungssaals sitzt und den Prozess aus der besonderen Perspektive einer verzweifelten Mutter verfolgt. Ihre damals 31 Jahre alte Tochter ist seit 1988 spurlos verschwunden, und die Frau hat im Verfahren Parallelen zu der jüngsten Entführung erkannt. Das erzählt sie einer Kriminalbeamtin, die in dem Verfahren als Zeugin aussagt. Sie erwähnt unter anderem die Übereinstimmung, dass beide Frauen mit dem Kürschner bekannt waren. Ebenso wie eine 61-Jährige, die ebenfalls seit Jahren wie vom Erdboden verschluckt scheint. Das lässt die Beamtin aufhorchen.

Aufgrund des Hinweises der Zuhörerin beginnt sie, in den beiden Vermisstenfällen nachzuermitteln, überwiegend in ihrer Freizeit. Sowohl im Fall der 61-Jährigen als auch der 31-Jährigen sind die Verfahren bereits eingestellt beziehungsweise gar nicht erst aufgenommen worden. Von beiden Frauen haben Angehörige und Freunde schließlich noch Briefe und Postkarten erhalten, nach denen sie vermeintlich im Ausland sind und es ihnen gut geht.

*Man denkt, die verschwundenen Personen sind in Costa Rica, führen dort ein neues Leben, und in Wirklichkeit sind sie längst tot. Dass die Briefe von den Opfern unter Zwang verfasst worden waren, ahnte man noch nicht. Dabei hatte die jüngere Frau sogar versucht, versteckte Hilferufe in ihren Schreiben unterzubringen. Doch die wurden zunächst nicht registriert. Erst als die Kriminalbeamtin engagiert ermittelte, hartnäckig und professionell, wurden die Hinweise erkannt.*

Der Fall kommt nun ins Rollen. Es wird ein Schriftgutachten bezüglich der Briefe erstellt, aus dem sich ergibt, dass die 31-jährige Frau bestimmte Buchstaben hervorgehoben hat, die zusammengesetzt das Wort „Hilf" sowie den Vornamen des Entführers ergeben. Seine Fingerabdrücke können auf einigen Schreiben nachgewiesen werden. Außerdem werden Durchsuchungen im Reihenhaus des Kürschners und in seinem Wochenendhaus vorgenommen. Dabei findet die Polizei unter anderem eine Stereoanlange, die einer der vermissten Frauen gehört hat.

Unter verschiedenen Sachen, die der Verdächtige in einer Spedition lagert, wird auch eine besonders scharfe Fleischersäge entdeckt, die der Mann Jahre zuvor in einem Gartenbaubetrieb gekauft hat. Das Werkzeug hatte extra bestellt werden müssen. Er wolle, so behauptete er beim Erwerb, damit ein halbes Schwein zerteilen. Tatsächlich brauchte er die Säge zum Zerlegen eines menschlichen Leichnams.

Doch bis zum Auffinden der getöteten Frauen ist es noch ein weiter Weg. Lange wird keinerlei Hinweis auf die Leichen entdeckt, obwohl entsprechend ausgebildete Spürhunde auf dem Grundstück des Reihenhauses angeschlagen haben. Dann werden bei Grabungen zwei leere Fässer und fünf Kanister mit je zehn Litern 30-prozentiger Salzsäure gefunden. Das führt zu der Frage, ob Salzsäure zum Auflösen der Leichen verwendet worden sein könnte. Ob es also möglich wäre, einen Körper verschwinden zu lassen, ohne dass Spuren zurückbleiben.

*Ich recherchierte daraufhin über aufsehenerregende kriminalistische Darstellungen in der langen Fallsammlung der Gerichtsmedizin. Unter anderem über Königswasser, ein Gemisch aus konzentrierter Salzsäure und konzentrierter Salpetersäure, und über Leichen, die im Müll entsorgt oder vergraben wurden. Insbesondere richtete ich aber meine Nachforschungen auf Fälle mit Säure. Da war zum Beispiel ein Doppelmord, bei dem die Leichen in einer Badewanne mit Säuren zersetzt wurden. Es gab auch einen Massenmörder, der in Paris seine Opfer in den Wirren des Zweiten Weltkriegs mit ungelöschtem Kalk zersetzte. Der amerikanische Serienmörder Geffrey Dahmer hatte seine Opfer in Fässern in seiner Wohnung gelagert und sie mit Säure übergossen.*

Im Hamburger Fall dauert es aber noch eine geraume Zeit, bis entsprechende Fässer gefunden werden und sich die Recherchen auf grausamste Weise bestätigen. Der verdächtige Kürschner erklärte im Rahmen einer Vernehmung noch vage, man werde einige Tote und Vermisste ja auch nicht wiederfinden. Doch hier hilft ein Hinweis seiner Nachbarn. Sie zeigen den Ermittlern auf dem Grundstück des Wochenendhauses eine Stelle, an der der Mann ein Loch gegraben hatte, so tief, dass er die Erde kaum noch mit dem Spaten nach oben befördern konnte.

Hier entdeckt die Polizei bei einer Grabung in 2,5 Meter Tiefe eine graue Plastiktonne mit schwarzem Deckel und gelber Gummidichtung.

*Als diese ausgegraben und geborgen wurde, saß ich in meinem Büro und hielt mit den Ermittlern vor Ort Telefonkontakt. Wir haben das Fass gefunden, hieß es zum Beispiel am anderen Ende der Leitung. Und später: Jetzt kommt der Presslufthammer zum Einsatz. Dann: Jetzt machen wir das Fass auf. Aus einer übel riechenden Soße ragten zunächst undefinierbare Körperteile heraus. Oh, das sieht wie ein Kopf aus, rief jemand. Die Polizisten verschlossen das Gefäß sorgfältig wieder und brachten es zu uns ins Institut.*

*Hier wurde der Inhalt auf den Sektionstisch ausgekippt. Beim zweiten Fass kurze Zeit später legten wir eine Plas-*

*tikplane darunter, weil die Säure die Oberfläche des Sekti-*
*onstischs angegriffen hatte. Es war eine neue Erfahrung.*
*Vorher hatten wir keine Fässer mit Leichenteilen in Salz-*
*säure. Und einen vergleichbaren Fall hatten wir auch nie*
*wieder. Einmal allerdings bekamen wir noch ein Fass gelie-*
*fert, das sich aber als harmlos entpuppte: Es enthielt Pökel-*
*fleisch. Da hatte jemand Sauerkraut gemacht.*

*Das erste Fass, das die Ermittler am Wochenendhaus*
*des Kürschners ausgruben, wurde zunächst mit Röntgen-*
*strahlen durchleuchtet. Aber in dem Inhalt waren per Bild-*
*gebung keine erkennbaren Strukturen auszumachen. Die*
*Tonne war gut zur Hälfte mit einer schwarzbraunen Flüs-*
*sigkeit gefüllt. Ein Teil ragte heraus. Acht Stunden dauerte*
*die Befundgebung an dem, was das Säurebad zurückgelas-*
*sen hatte. Der Inhalt bot einen grausigen Anblick: eine Flüs-*
*sigkeit, in der mehrere Körperteile auszumachen waren. Es*
*war eine schleimige Masse. Und wir wollten darin lesen wie*
*in einem Buch.*

Bei dem Toten handelt es sich eindeutig um eine Frau.
Es werden silberfarbene Fingernägel sowie rot lackierte
Fußnägel und an mehreren Zähnen Amalgamfüllungen
festgestellt. Das Kopfhaar ist geschoren, der Körper mehr-
fach zerlegt und die einzelnen Teile sind vielfach gefesselt.
Anhand des Zahnstatus kann einwandfrei festgestellt
werden, dass es sich um den Körper der vermissten 31-
Jährigen handelt.

Bei der weiterführenden Untersuchung müssen sich
die Experten sputen. Denn was die vierjährige Leichen-
liegezeit in der Salzsäure an Strukturen und z.B. Zähnen
übrig gelassen hat, verwandelt sich unter dem Einfluss
von Luftsauerstoff und Spülwasser schnell in einen gelatinösen Brei. Eine Todesursache können die Experten
nicht feststellen. Bei chemisch-toxikologischen Untersu-

chungen können keine Gifte, Medikamente oder Drogen nachgewiesen werden.

Als Ermittler den Verdächtigen mit dem Fund des Leichnams konfrontieren, streitet er jede Schuld am Tod der Frau ab. Nachdem die Polizisten ihm eröffnen, man wolle nun seine Grundstücke und das Fundament der Häuser vollständig ausheben, verrät er, dass ein zweites Fass auf seinem Hamburger Privatgrundstück lagert. Ein Bergungstrupp der Polizei benötigt schweres Gerät, mit dem eine 80 Zentimeter dicke Betonschicht aufgestemmt werden muss, um eine weitere Plastiktonne freizulegen. Der Kürschner gibt an, den Leichnam der 61-Jährigen dort hineingestopft und mit Salzsäure übergossen zu haben.

*Bei der Untersuchung des zweiten Fasses in der Rechtsmedizin haben wir wieder eine Nachtschicht eingelegt. Ich informierte meine Familie, dass ich wegen eines dringenden Auftrags nicht nach Hause kommen würde. Am nächsten Tag fragte mich mein Sohn, der in den Nachrichten etwas von Säuretonnen mitbekommen hat, mit kindlicher Ironie: „Papi, habt ihr wieder ein Fass aufgemacht?" Aber von Feiern konnte keine Rede sein. Das waren Abgründe, in die wir geblickt haben. Es war das pure Grauen.*

Was die Säure in dem zweiten Fass von dem menschlichen Körper übrig gelassen hat, ist nur noch eine schwer definierbare Masse. Wegen der Auflösung des Körpers kann nicht mehr beurteilt werden, ob es sich um die Überreste eines Mannes oder einer Frau handelt. Aber es werden Organreste und Teile der Muskulatur festgestellt, die eindeutig menschlich sind. Der gesamte Fassinhalt wird ausgeschlemmt und durchsiebt. Dabei werden Zahnfüllungen und Zahnkronen gefunden.

Zudem kommen weitere Utensilien zum Vorschein, die deutlich besser definierbar sind. Es sind zum Beispiel

Plastiktüten, Bausand, eine Holzklammer, eine Metallzwinge, eine Kabelschelle aus Hartplastik sowie diverse Bänder. Im Prozess wird später überlegt, ob es sich hierbei um Material für Fesselungen und um Folterwerkzeuge handelt.

In dem Verfahren vor dem Schwurgericht stellt der Angeklagte den Tod der 31-Jährigen als Unfall dar. Demnach hat ihn das Opfer in einer Sauna bei einem einvernehmlichen Sexualakt in den Penis gebissen, woraufhin er sie heftig weggestoßen hat, um sein verletztes Glied zu versorgen. Später müsse die Frau wohl unglücklicherweise in der Sauna an einem Kreislaufversagen gestorben sein.

*Aufgrund dieser Darstellung kam es zu meiner zweiten und dritten Begegnung mit dem Mordverdächtigen. Es wurde eine Begegnung der anderen Art. Bei der Untersuchung ergab sich zweifelsfrei, dass keine Bissverletzungen vorliegen. Vor allem aber bot sich mir jetzt in der Rolle des Sachverständigen die Gelegenheit, einen weitergehenden persönlichen Eindruck des Angeklagten im Umfeld des Untersuchungsgefängnisses zu gewinnen. Und wieder einmal stand ich vor dem Rätsel beziehungsweise der Tatsache, dass einem Menschen keineswegs auf die Stirn geschrieben steht, dass er ein Mörder ist.*

Dass er jedoch genau das ist, ein Mörder, stellt das Gericht am Ende des Prozesses zweifelsfrei fest. Zuvor hat die Kammer klären lassen, ob an den Schilderungen des Angeklagten, die beiden Todesfälle seien das Ergebnis unglücklicher Umstände, etwas dran sein könne. Außerdem hatte er behauptet, eine Organentnahme-Mafia sei hier am Werk gewesen. Eine Schutzbehauptung, die am vergleichsweise wenig zersetzten Leichnam der 31-Jährigen leicht widerlegt werden kann.

*Was ich dem Gericht als Sektionsergebnis schilderte, hatte nicht wirklich mit der ansonsten üblichen Arbeit des Rechtsmediziners mit Messer und Mikroskop zu tun. Es war vielmehr so, dass etwas auf unserem Tisch ausgebreitet wurde, in dem die Strukturen eines menschlichen Leichnams zu sehen waren. Um einen Körper mit 30-prozentiger Salzsäure so weit zu zersetzen, waren sicher viele Monate notwendig, vermutlich mehrere Jahre. Die erhobenen Befunde ergaben sich nach dem vorsichtigen stundenlangen Freispülen, Anpassen und Identifizieren von Leichenteilen und dem vollständigen Austasten und Durchsieben des gesamten Inhalts der beiden Fässer. Und weil in ihnen auch kiloweise Sand war, mussten wir vorgehen wie Goldsucher.*

*Bei einer Bearbeitung von unklaren Vermisstensachen wünscht man sich Sorgfalt, Spürsinn und Akribie. Hinter jedem dieser Fälle könnte sich auch ein Tötungsdelikt verbergen. Der Fall des Kürschners hat uns das mit erschreckender, grausamer Deutlichkeit vor Augen geführt. Es gibt zwar keine konkreten Hinweise, dass weitere Fässer existieren. Aber es wäre immerhin möglich.*

## Fahndung nach Vermissten

Laut Bundeskriminalamt (BKA) werden jeden Tag in Deutschland zwischen 250 und 300 Menschen als vermisst gemeldet. Etwa die Hälfte der Fälle erledigt sich bereits innerhalb einer Woche, lediglich ein minimaler Prozentsatz dieser Menschen wird auch noch nach Ablauf von einem Jahr vermisst. Durchschnittlich sind das jedes Jahr etwa 200 Menschen.

Polizeilich gefahndet wird bei den erwachsenen Vermissten nur dann, wenn sich aufgrund der besonderen Fallkonstellation Gefahr für Leib oder Leben abzeichnet. Erwachsene, die im Vollbesitz ihrer geistigen und körperlichen Kräfte sind, dürfen ihren Aufenthaltsort frei wählen – auch ohne dies Angehörigen mitzuteilen, heißt es unter den Hinweisen des BKA zur polizeilichen Bearbeitung von Vermisstenfällen: „Es ist daher nicht die Aufgabe der Polizei, Aufenthaltsermittlungen durchzuführen, wenn die beschriebene Gefahr für Leib oder Leben nicht vorliegt."

Und so stellt sich die Frage, wie viele Vermisste noch am Leben sind – und wie viele vielleicht ermordet, irgendwo entsorgt, vergraben, ins Wasser geworfen, einbetoniert oder zerstückelt wurden? Prof. Dr. Klaus Püschel: „Der Rechtsmediziner muss sich daher immer wieder auf neue Fachfragen einstellen. Zum Beispiel: Wie lasse ich eine Leiche verschwinden? Welche Spuren hinterlässt ein Leichnam, wenn er vom Täter zerstört oder versteckt wird? Dazu gehört auch, sich immer wieder auf neue ungewohnte Situationen beim Bergen, Untersuchen und Sezieren von Leichen, Leichenteilen und sterblichen Überresten einzurichten, bis hin zu der extremen Variante einer weitgehenden chemischen Zersetzung des Körpers.

Dabei bleiben unterschiedliche Körperteile in Säure unterschiedlich lange erhalten, wie Untersuchungen gezeigt haben."

Muskelfasern beispielsweise überdauern den Einfluss von Säure länger als Organe. Als am widerstandsfähigsten erweisen sich Zähne. Dass auch diese nicht ewig halten, zeigte sich im Fall der Säurefassmorde. Zunächst waren die Zähne eines der Opfer beim Öffnen der Fässer trotz der Säure noch überwiegend intakt, sodass ein Zahnstatus genommen und dann mit dem Zahnstand einer der beiden vermissten Frauen verglichen werden konnte. Doch schon nach kürzester Zeit im Kontakt mit Luftsauerstoff und Wasser zerflossen die Zähne zu einem gelatinösen Brei.

## Paraphilie

Der Fall des Säurefassmörders weist noch eine weitere interessante Besonderheit auf. Prof. Dr. Klaus Püschel: „Bei der sadomasochistischen Fehlentwicklung und damit einer schweren seelischen Abartigkeit, die ein psychiatrischer Sachverständiger dem Angeklagten im Säurefassmord-Prozess bescheinigte, handelt es sich um eine sogenannte Paraphilie, eine sexuelle Abweichung. Hier geht es um den sexuellen Drang nach einem unüblichen Sexualobjekt oder einer unüblichen Art der Stimulierung."

Ein Merkmal unter anderen ist, dass nichtmenschliche Objekte zur sexuellen Erregung bevorzugt werden oder sexuelle Handlungen mit nicht einverstandenen Partnern als erregend empfunden werden. Der Sadist zieht Befriedigung daraus, einen anderen Menschen zu beherrschen, zu fesseln, ihn zu demütigen oder ihm Schmerzen zuzufügen. Der Masochist mag es, beherrscht und erniedrigt zu werden. Sadomasochismus fasst beide Neigungen zusammen. Sind beide Partner mit entsprechendem Verhalten einverstanden, ist nicht von einer Störung zu sprechen, die behandelt werden muss. Anders liegt der Fall bei Personen, die an unfreiwilligen beziehungsweise wehrlosen Opfern sadistische Handlungen vollziehen und Aggressionen ausleben, bis hin zum Sexualmord.

# Ohne Kopf geht nichts

Die Klinge des Richtschwerts beschreibt einen blitzenden Bogen. Mit Wucht schlägt der Henker zu, ein Kopf fällt in den Sand des Hamburger Grasbrooks. Der Scharfrichter hat sein grausiges Handwerk an einem Freibeuter vollendet. Nun tritt er einen Schritt beiseite, und seine Schergen schleppen den nächsten Delinquenten heran und halten ihn fest. Entsetzen flammt in den Augen des Todgeweihten auf, ihm entweicht ein letztes Stöhnen. Wieder holt der Henker mit seinem Schwert aus, erneut rollt ein Kopf.

Diese schreckliche Szene wiederholt sich, wieder und wieder, bis alle Verbrecher hingerichtet sind. Doch ihre Seelen dürfen nicht ruhen. Ihre Schädel werden zur Abschreckung auf Pfähle genagelt. Aus hohlen Augen sind die Blicke der verwesenden Köpfe gen Elbe gerichtet. Es ist ein Anblick, der jeden schaudern lässt. Die Botschaft für die in den Hamburger Hafen einlaufenden Schiffe ist unmissverständlich: Wer sich hier gegen Gesetz und Ordnung auflehnt, bekommt die Härte des Gesetzes zu spüren.

Irgendwann aber sind die hölzernen Pfosten zerfallen, die knöchernen Überreste im Sand versunken. Es ist Gras über dieses düstere und gruselige Kapitel der Hamburger Stadtgeschichte des späten Mittelalters gewachsen, im wahrsten Sinne des Wortes. Kaum etwas verschwindet jedoch für alle Zeiten. Manches wird gezielt gesucht, anderes kommt durch Zufall eines Tages wieder zum Vorschein. Und so kann es fast ein halbes Jahrtausend nach den Enthauptungen der Freibeuter im Oktober 1400 eine sensationelle Entdeckung geben: Bei Erdarbeiten auf dem Grasbrook, dem ehemaligen mittelalterlichen Hinrichtungsplatz, werden im Jahr 1878 zwei Schädel entdeckt. Es ist ein gruseliger Anblick. Lange schmiedeeiserne Nägel ragen senkrecht aus den menschlichen Überresten nach oben, wie kantige Griffe, auf denen die Schädel aufgespießt sind. Der spektakuläre Fund lässt damals für viele nur einen Schluss zu: Bei den Überresten muss es sich um Piraten handeln. Womöglich sogar um den Schädel des legendären Freibeuters Klaus Störtebeker, von dem Quellen sagen, dass er dort mit seinen Leuten enthauptet wurde?

*Bis heute ist die schauerliche Faszination dieser Totenköpfe ungebrochen. Der sogenannte Störtebeker-Schädel gehört ganz sicher zu den prominentesten Fällen in meiner Laufbahn als Rechtsmediziner. Schon als Kind hat mich die Geschichte meines Namensvetters fasziniert, ich habe mit Begeisterung über diesen Freibeuter gelesen. Mittlerweile besuche ich mit meinen Enkeln die Störtebeker-Festspiele in Ralswiek auf Rügen.*

Klaus Störtebeker, der Legende nach ein großer Kämpfer mit Herz für die Armen, Führer der „Likedeeler" oder auch „Vitalienbrüder". Ein Pirat mit großem Aktionsradius in Nordsee und Ostsee, heldenhaften Taten an vielen Plätzen und Einsatz für die Kameraden bis zum letzten Körperzucken.

*Als sich die Möglichkeit eröffnete, die historischen To-*
*tenschädel zu untersuchen, war die Neugier natürlich ge-*
*weckt. Nach gut 120 Jahren, in denen die knöchernen Reste*
*nahezu unangetastet ihre Geheimnisse für sich behielten,*
*hat sich unser Institut gemeinsam mit anderen Wissen-*
*schaftlern im Jahr 1999 daran gesetzt, das Rätsel um die*
*Entdeckung zu lösen. Und es ist uns gelungen, dem fast voll-*
*ständig erhaltenem Schädel faszinierende Geheimnisse zu*
*entlocken. So fesselnd und sensationell, dass sich die Bedeu-*
*tung und mit ihr der geschätzte Wert des einen Schädels*
*mit jeder Untersuchung gesteigert hat – am Ende auf das*
*Hundertfache seines ursprünglichen Wertes.*

Aber der Reihe nach.

*Angefangen hat es damit, dass ich einmal nach einem*
*spektakulären Hamburger Kriminalfall Ausschau hielt.*
*Eine Art deutscher „Fall Kennedy". Welcher unaufge-*
*klärte Tod bot sich da mehr an als der Tod Störtebekers?*
*Seine Geschichte ist absolut dramatisch. Auch wenn man*
*inzwischen aus neuesten Forschungsergebnissen von His-*
*torikern weiß, dass es den Störtebeker aus den fantasti-*
*schen Heldengeschichten so nicht gab. Bei einem Fach-*
*kongress konnte ich andere Experten von der Idee*
*begeistern, die Schädel, die bis dahin ein eher unschein-*
*bares Dasein im Museum für Hamburgische Geschichte*
*gefristet hatten, wissenschaftlich auf höchstem Niveau zu*
*untersuchen.*

Schließlich bekommt das Forscherteam die Erlaubnis
des Museums, die Originale auszuleihen. Bis dato ist nur
bekannt, dass die Schädel mehrere hundert Jahre alt sind;
genauere Informationen zu den anatomischen Besonderheiten wie eine exakte Bestimmung des Lebensalters oder
auch nur die Gewissheit, ob sie zu einem Mann oder einer
Frau gehören, gibt es nicht.

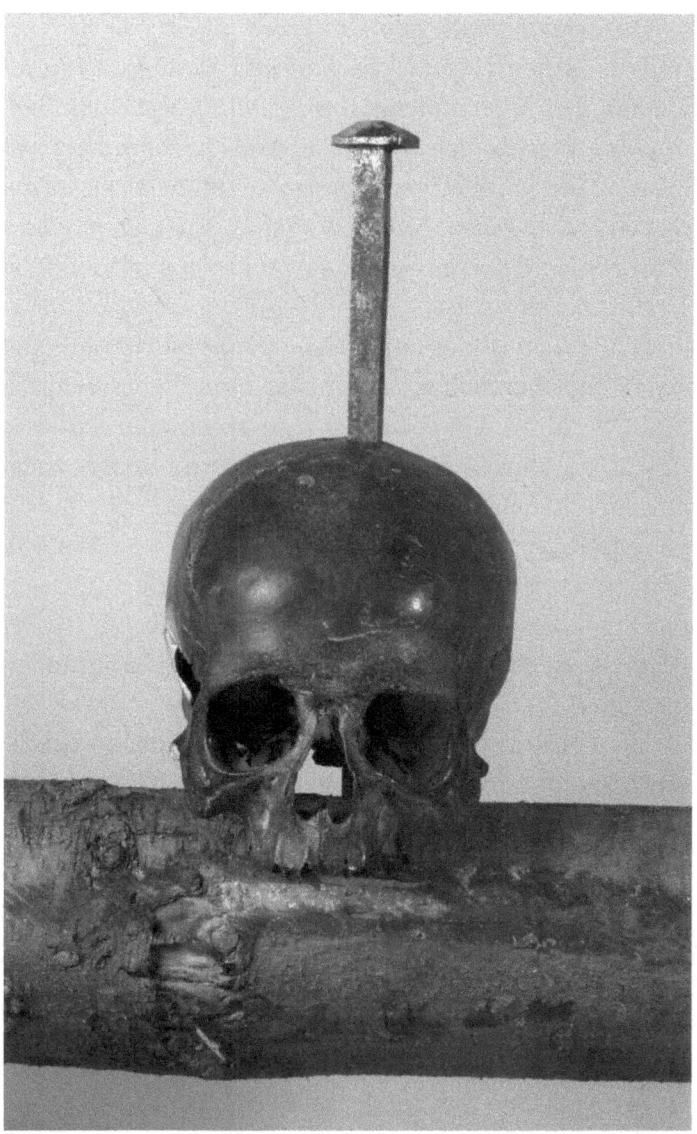

Wie kam der berühmt-berüchtigte Seeräuber Klaus Störtebeker ums Leben? Dieser Frage ging ein Team von Forschern unter dem Einsatz modernster wissenschaftlicher Möglichkeiten nach. Festgestellt wurde, dass der Kopf des Vitalienbruders durch eine sehr aufwendige Prozedur präpariert und aufgenagelt wurde.

*Die Schädelfunde vom Grasbrook bilden eine Schnitt-
stelle zwischen Legende, Fiktion und wissenschaftlicher
Realität. Die Köpfe schienen uns förmlich fragend aus ihren
dunklen Augenhöhlen anzusehen, geheimnisumwittert und
herausfordernd. Wir brannten darauf, ihrer Geschichte auf
den Grund zu gehen. Natürlich sind wir mit diesem sensa-
tionellen Fund überaus vorsichtig und auch mit besonderer
Ehrfurcht umgegangen.*

Schließlich ist der um 1360 geborene Störtebeker, der
sehr wahrscheinlich aus Wismar stammt, in besonderem
Maße berühmt. Ein Grund ist seine sagenhafte Trinkfes-
tigkeit, die ihm seinen Spitznamen „Stürz-den-Becher"
eingebracht haben soll. Immer wieder zitiert wird das sogenannte „Verfestungsbuch" von Wismar von 1380, in
dem zu lesen ist, dass ein Nikolaus Störtebeker Opfer einer Schlägerei wurde. Es ist gut möglich, dass es dieser
Mann ist, der später als Klaus Störtebeker zu Berühmtheit
gelangte.

Die Legende besagt, dass Störtebeker einer von mehreren Hauptmännern der Vitalienbrüder war. So nannte
sich eine Gruppe von Seefahrern, die im 14. Jahrhundert
den Handelsverkehr in der Nord- und Ostsee beein-
flusste. Sie waren unter anderem als Kaperfahrer im Auftrag von Königreichen und Hansestädten unterwegs. Dafür wurden sie auch mit offiziellen Schreiben ausgerüstet,
den „Kaperbriefen", die ihnen als paramilitärische Kräfte
das Kapern erlaubten. Doch später verloren sie ihren Auftraggeber, ließen sich auf der schwedischen Insel Gotland
nieder und überfielen nunmehr zu ihrem eigenen Profit
andere Schiffe. Als „Likedeeler", als „Gleichteiler", verteil-
ten sie ihre Briese, also die Beute, gerecht untereinander.
Außerdem gaben sie den Armen davon ab. Ihr Leitspruch
hieß nunmehr: „Gottes Freunde, aller Welt Feinde!"

Dieses Motto sollte sich stärker bewahrheiten, als den Freibeutern lieb sein konnte. Denn Feinde machten sie sich mehr als genug. Weil sie es nach Ansicht vieler mit ihren Räubereien zu bunt trieben, brachten sie die Hanse, Dänemark und auch den deutschen Ritterorden gegen sich auf, die die Freibeuter zunehmend zielstrebig verfolgten. Störtebeker floh daraufhin zunächst nach Holland, dann nach Ostfriesland und später auf die Insel Helgoland. Dort wurde er schließlich auf seinem Schiff im April 1400 nach erbittertem Kampf von einem Verband Hamburgischer Schiffe gestellt – angeblich nachdem ein Verräter flüssiges Blei in das Ruder gegossen und das Schiff so manövrierunfähig gemacht hat. Eine andere Sage erzählt, dass der Hauptmast durch Geschosse vom gegnerischen Schiff, der „Bunten Kuh", zerstört wurde. Störtebeker und seine Truppe kamen als Gefangene nach Hamburg, wo er schließlich rund ein halbes Jahr später durch das Schwert eines Henkers starb.

Sollte nun durch den Fund der beiden historischen Schädel quasi seine Wiederauferstehung erfolgen?

*Jedenfalls war uns Wissenschaftlern schon feierlich zumute, als wir beginnen konnten, uns dieser sagenhaften Gestalt durch modernste Forschung zu nähern. Genug Substanz, in des Wortes doppelter Bedeutung, gab es ja. Der eine skelettierte Kopf, fortan von den Experten Grasbrook 1 genannt, war bis auf den Unterkiefer fast vollständig erhalten. Von dem anderen, Grasbrook 2, blieb nur das Schädeldach ohne angrenzende Regionen des Gesichts. Sehr schnell kamen wir bei unseren Untersuchungen zu dem Schluss, dass jedenfalls der besser erhaltene der Funde einem besonderen Menschen gehört haben muss.*

*Als Beweis dafür sahen wir ein einzigartiges Loch in der Schädeldecke an. Daraus ließ sich schließen, dass nach der*

*Hinrichtung Wert darauf gelegt wurde, dass das Skelettteil als Abschreckung gut erhalten blieb. Diese Sonderbehandlung kam nur für herausgehobene Persönlichkeiten wie Störtebeker infrage. Zu jener Zeit um 1400 wurden nur Seeräuber auf dem Grasbrook enthauptet. Und wie historische Quellen belegen, war das Aufnageln der Schädel auf Pfähle eine Methode zur Abschreckung, die bei schweren Straftaten wie Mord und besonders bei Seeräubern angewandt wurde.*

Doch zunächst einmal müssen grundlegende Fragen beantwortet werden. Stammen die beiden Schädel wirklich aus der Zeit Störtebekers? Wie alt waren die beiden Individuen? Hatten sie besondere Kennzeichen? Kann man etwas über ihre Lebensumstände aussagen? Ja, waren es überhaupt Männer? Eine Arbeitsgruppe von Historikern, Archäologen, Anthropologen und Rechtsmedizinern machte sich daran, diese Fragen möglichst präzise zu beantworten.

Die Legenden um Klaus Störtebeker entwickeln im Lauf der Geschichte ein variantenreiches Eigenleben, die Heldentaten werden immer weiter ausgeschmückt. Später, maßgeblich im 16. Jahrhundert, erreichen sie ihren Höhepunkt. Sein Mut und vor allem sein Edelmut, wie Robin Hood den Reichen zu nehmen und den Armen zu geben, werden immer weiter überliefert. Und vor allem die spektakuläre Massenhinrichtung gibt Stoff für fantasievolle Geschichten.

So wird erzählt, der Freibeuter sei so stark gewesen, dass er Ketten zerreißen konnte. Zahllose Schätze habe er erobert, darunter eine goldene Kette, so lang, dass sie einmal um eine ganze Stadt reichte. Und schließlich ist da die berühmteste Sage, nach der Störtebeker nach seiner Hinrichtung ohne Kopf an mehreren Kameraden vorbeilief, um deren Leben zu retten. Der Bürgermeister von

Hamburg soll ihm versprochen haben, dass alle Männer, die er passieren würde, verschont werden sollen. Angeblich schaffte er zwölf Meter, bis ihn der Scharfrichter zu Fall brachte – und der Bürgermeister sein Versprechen brach.

Auch ein Porträt des faszinierenden Freibeuters musste her. Man sah fortan in dem Bild des Malers und Kupferstechers Daniel Hopfer, in dem dieser einen verwegen dreinblickenden Narren am Hof von Kaiser Maximilian in Wien darstellte, den Helden Störtebeker: ein Mann mit kunstvoll frisiertem üppigem Bart und selbstbewusst vorgerecktem Kinn.

Schöne Legenden und ein schönes Bild, wirklich. Doch wie steht es mit der Wahrheit? Nun sollen durch die Expertise der Wissenschaftler Fakten her. Sie werden unter anderem geschaffen durch eine genaue Datierung der Schädel vom Grasbrook. Dafür wenden die Forscher die sogenannte Radiocarbon-Methode an, auch bekannt als C14-Methode. Sie basiert darauf, dass das Isotop Kohlenstoff-14 nach dem Tode eines Lebewesens fortlaufend mit einer konstanten Geschwindigkeit zerfällt. Die Halbwertszeit beträgt dabei etwa 5730 Jahre. Mittlerweile reichen bei dieser Methode Knochenmengen in der Größenordnung von wenigen Milligramm aus, um präzise Daten zu ermöglichen.

Für eine Analyse wählen die Experten die international renommierte Radiocarbon Accelerator Unit der Universität Oxford. Von beiden Schädeln werden dafür kleine Knochenproben entnommen.

*Bei beiden ergab die Datierung, dass sie mit größter Wahrscheinlichkeit aus der Zeit zwischen 1380 und 1450 stammen – und damit genau in die Zeit der Hinrichtung von Störtebeker und seiner Mannen passen. Das elektrisiert einen gestandenen Hamburger Universitätsprofessor und Lokalpatrioten durchaus.*

Die Bestimmung des Geschlechts von Grasbrook 1 und Grasbrook 2 ist relativ einfach. Sie beruht unter anderem auch darauf, dass der männliche Schädel im Allgemeinen etwas größer ist als der weibliche und zudem kräftigere Muskelansatzstellen besitzt, besonders der Kau- und Nackenmuskeln. Bei dem besser erhaltenen Fund ergibt beispielsweise das markante Relief des Nackenmuskelfelds und des Schläfenmuskels genug Anhaltspunkte, um sicher festzustellen, dass es sich um einen Mann handelt. Auch bei dem nur fragmentarisch erhaltenen Kopf zeigen sich diverse Merkmale, die eindeutig männliche Eigenschaften aufweisen.

Aber waren die beiden Menschen auch im passenden Alter? Wichtig für die Bestimmung sind die Wachstumszonen und der Verknöcherungsgrad der Schädelnähte. Bei dem ersten sind entscheidende Zonen bereits verknöchert, auch zeigen die Aushöhlungen für die Wurzeln der Weisheitszähne, dass diese ausgebildet waren. Der Mann dürfte zwischen 25 und 35 Jahre alt geworden sein. Auch bei dem zweiten finden sich Hinweise, dass dieser längst erwachsen war, als er zu Tode kam, vermutlich war er 35 bis 45 Jahre alt. Auch diese Erkenntnis stützte die These, dass es sich um Seeräuber im besten Mannesalter handeln könnte.

Es ist jedoch eine weitere Untersuchung, die die Wissenschaftler für den besser erhaltenen Schädel begeistert. Bei der genauen Analyse der Nagelung an den beiden skelettierten Köpfen können sie entscheidende Unterschiede feststellen. Während der schlechter erhaltene Schädel eine nahezu quadratische Perforation aufweist, passend zur kantigen Form eines Nagels, wurde der andere, Gras-

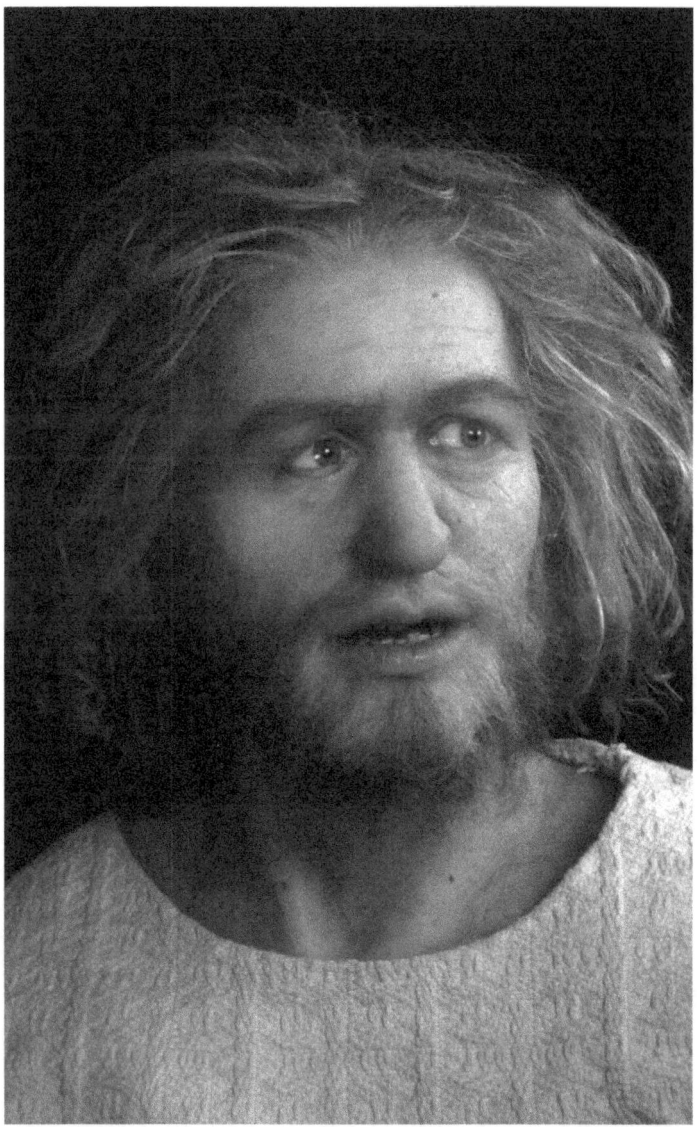

Darstellung des Piratenführers von der Pariser Bildhauerin Elisabeth
Daynès. Technische Grundlage ihrer Arbeit ist eine dreidimensionale
Rekonstruktion des Schädels über computertomographische Bildgebung
mit nachfolgender Weichteilrekonstruktion und Gesichtsmodellierung.

brook 1, offenbar sehr bewusst und in ungewöhnlicher Weise für die Nagelung vorbereitet. So können die Forscher unter anderem vier parallel verlaufende Knochenscharten direkt vor der Perforation feststellen. Ein sensationelles Ergebnis. Es handelt sich eindeutig um Spuren einer Klinge. Diese wurde schräg von oben im Sinne von Probierhieben in den Schädel getrieben.

Aus der Anordnung und Konfiguration der Knochenscharten kann geschlossen werden, dass es sich hier um eine kräftige Messerklinge gehandelt haben wird, mit welcher das Schädeldach bearbeitet wurde. So erfolgte vermutlich der entscheidende Einschlag, um die Perforation des Schädeldachs vorzubereiten. Der Defekt auf der Scheitelhöhe weist dementsprechend seitliche, glatte, spitze Ausläufer auf, die vom Einschlag des Messers stammen. Mithilfe dieser Behandlung konnte der Nagel schließlich in den Schädel geschlagen werden, ohne diesen weiter zu zerstören. Eine solche Sorgfalt wurde bei keinem einzigen ähnlichen, sonst in mittelalterlicher Zeit aufgenagelten Schädel vorgefunden.

*Diese besondere Vorbereitung ließ man bewusst einer herausgehobenen Persönlichkeit unter den Seeräubern zukommen. Man wollte, dass der Schädel dieses Mannes bei der Nagelung nicht zerbirst, sondern als abschreckendes Beispiel möglichst lange am Hafeneingang prangert und gut erhalten bleibt. Er sollte auf keinen Fall durch die Nagelung zerstört werden. Er scheint als Schädeltrophäe für eine längerfristige Präparation bewusst sorgfältig bearbeitet worden zu sein. Dies belegt, dass es sich um einen der Anführer der Seeräuber gehandelt haben muss.*

Doch damit ist die Neugier der Wissenschaftler noch lange nicht befriedigt. Beide Schädel werden mittels moderner Computertomografie analysiert. Die daraus gewonnenen Daten dienen auch zur Herstellung eines Duplikats von Grasbrook 1, um hieraus das Gesicht des Piraten zu rekonstruieren.

Weitere Untersuchungen ergeben, dass es sich bei dem aufgrund der besonderen Behandlung nach seinem Tod wohl wichtigeren der beiden Männer um einen kräftigen Kerl gehandelt hat. Veränderungen im Kieferbereich schließen einen chronischen Vitamin-C-Mangel, der zu Skorbut geführt haben könnte, nicht aus. Sie sind aber wohl eher auf mangelnde Mund- und Zahnhygiene zurückzuführen.

Außerdem wird unter anderem durch eine Analyse rasterelektronenmikroskopischer Aufnahmen entdeckt, dass der Mann lange vor seinem Tod an seiner rechten hinteren Stirn eine Verwundung davongetragen hat, die offenbar von einer Schwertklinge herrührt. Weil diese Verletzung relativ gut ausgeheilt ist, muss sie, so der Schluss der Wissenschaftler, mehrere Jahre vor seinem Tod erfolgt sein. Weitere Analysen der Knochen lassen darauf schließen, dass der mutmaßliche Seeräuber wahrscheinlich an immer wiederkehrenden Mittelohrentzündungen litt. Und schon relativ früh verlor er den oberen linken Schneidezahn, vermutlich bei einem Schlag ins Gesicht. Das würde mit der Darstellung korrespondieren, nach der Störtebeker bereits vor Beginn seiner Piratenkarriere in eine heftige Schlägerei in Wismar verwickelt gewesen sein soll.

*Somit passten alle wissenschaftlichen Befunde auf den einen am Grasbrook gefundenen Schädel: Es handelte sich um einen kräftigen Haudegen und sehr wahrscheinlich um eine herausragende Persönlichkeit unter den Seeräubern, wie eben der legendäre Klaus Störtebeker.*

*Neben den fachlichen Erkenntnissen verbinden sich für*

*mich mit der Arbeit an dem historischen Schädel auch viele persönliche Erinnerungen. Während der echte Kopf längst wieder sicher hinter Glas im Museum für Hamburgische Geschichte ausgestellt ist, hat eine Replik in meinem Büro einen Ehrenplatz gefunden. In der Anfangszeit der diversen Untersuchungen habe ich den Originalschädel aber noch ganz normal im Koffer transportiert, wenn ich zu anderen Wissenschaftlern wie etwa den Archäologen und Anthropologen gereist bin. Doch mit jeder Expertise wurde das Original immer wertvoller. Nachdem es ursprünglich über das Museum mit damals 10 000 Mark versichert war, stieg der Wert nach und nach auf zuletzt eine Million Mark. Da war mir dann der konventionelle Transport im Gepäck doch zu heiß.*

*Zuletzt wurde der Schädel vom Abteilungsleiter für Mittelalterliche Geschichte im Museum für Hamburgische Geschichte, Dr. Ralf Wiechmann, nach Kanada gebracht, wo von Experten der Versuch unternommen wurde, aus den historischen Knochen DNA zu isolieren. Aber mittlerweile steht fest, dass das leider nicht mehr möglich ist.*

Nicht weniger fesselnd ist eine andere Initiative, um den Mythos Störtebeker zu entschlüsseln. Das echte Aussehen des Freibeuters soll dargestellt werden. Dafür kann die Pariser Bildhauerin Elisabeth Daynès, der ein Duplikat des Schädels zur Verfügung gestellt wird, mit einer Gesichtsweichteilrekonstruktion sorgen.

*Wer die Künstlerin in ihrem Atelier besucht, könnte glauben, in die Werkstatt eines Dr. Frankenstein geraten zu sein. Nur dass Frau Daynès selbst eine außerordentlich elegante und liebenswürdige Künstlerin ist. Die Figuren und Gesichtsplastiken, die sie herstellt, wirken sehr lebensecht. Sie macht überwiegend Nachbildungen von Frühmenschen, sodass viele ihrer Arbeiten in Museen zu bewundern sind.*

*Aber sie arbeitet auch mit der Pariser Dienststelle der Kriminalpolizei zusammen. So gestaltet sie ihre Rekonstruktionen kriminalistisch exakt, aber mit einem künstlerischen Händchen.*

Mit einer für Identifizierungszwecke entwickelten Untersuchungsmethode der Kriminalistik und der Rechtsmedizin wird das Aussehen des Freibeuters rekonstruiert. Technische Methoden für diese Arbeit sind die dreidimensionale Rekonstruktion über computertomografische Bildgebung, im Fall Störtebeker Videoprojektion und Bildbearbeitung, sowie auch die Möglichkeit einer plastischen Weichteilrekonstruktion auf dem Schädelduplikat. Dieses wurde aus einem speziellen Kunststoff hergestellt.

Der nicht vorhandene Unterkiefer wurde durch einen zeitgenössischen aus einer norddeutschen anthropologischen Sammlung ersetzt. Auch die von den Wissenschaftlern zuvor festgestellten Besonderheiten wie Narben und Zahnverlust wurden von Elisabeth Daynès berücksichtigt.

*So bekam Störtebeker sein wahres Gesicht. Es war gewissermaßen das I-Tüpfelchen aller Forschungen, die wir an dem Piraten vorgenommen haben. Durch die von uns und vielen anderen renommierten Wissenschaftlern durchgeführten Untersuchungen ist die archäologische Einzigartigkeit dieses Schädels im Museum für Hamburgische Geschichte jetzt festgeschrieben.*

Den plastisch rekonstruierten Kopf des Piraten kann man heute im Bereich einer nachgebauten Hansekogge im Museum für Hamburgische Geschichte sozusagen von Angesicht zu Angesicht bestaunen.

Ob die drei Männer, die im Jahr 2010 den berühmten Originaltotenkopf aus dem Museum gestohlen haben sollen und deshalb knapp drei Jahre später vor dem Amtsgericht angeklagt werden, um dessen Außergewöhnlich-keit wussten? Jedenfalls war der Schädel plötzlich weg, angeblich wurde er während der Öffnungszeiten gestohlen. Er war zwar hoch versichert, in seiner Vitrine jedoch nicht speziell gesichert gewesen.

*Als der Kopf gestohlen war, habe ich 5000 Euro Beloh-nung für seine Wiederbeschaffung ausgesetzt. Aber dieses Geld musste ich nicht zahlen. Einer der Verdächtigen sorgte selber dafür, dass die Reliquie wieder zur Polizei kam.*

Damals sagte die Museumsleiterin, sie sei überglücklich, dass der berühmte Kopf wieder zurück war. „Die ganze Stadt war bestürzt über den Diebstahl", formulierte sie. Zum Motiv der Räuber kursierten zum Teil sehr abenteuerliche Theorien: Es sei zum Beispiel ein „Sympathisant der Hell's Angels" oder ein „ausgeflippter St. Pauli-Fußballfan" am Werk gewesen, oder waren es schließlich doch „hoch professionelle Museumsräuber"?

Geklaut habe er den Schädel aber gar nicht, beteuerte einer der drei Angeklagten im Prozess vor dem Amtsgericht Hamburg. Er sei ihm lediglich zur Verwahrung gegeben worden und er habe ihn zu Hause auf einen Schrank gelegt und gehofft, „damit aus meiner depressiven Phase zu kommen". Was das Motiv für den Diebstahl gewesen ist, wurde nie wirklich geklärt.

Und als wären diese Details nicht schon kurios genug, sagte einer der Männer, dass der Totenkopf eines Tages bei einer Grillparty aufgetaucht sei. Sein Freund habe plötzlich „das Ding aus einer Tüte geholt". Die Angeklagten kamen schließlich mit Bewährungsstrafen beziehungsweise Geldstrafen davon. Der Richter sprach in seiner Urteilsbegründung von einem Diebstahl in einem besonders schweren Fall wegen der Bedeutung des Schädels für die Wissenschaft.

Und was sagen medizinische Fachleute zu der Legende, dass Störtebeker nach seiner Enthauptung noch an elf seiner Kameraden vorbeimarschiert sein soll, um ihnen die Hinrichtung zu ersparen?

*Es ist etwas, was sich viele, die von diesem Freibeuter fasziniert sind, wünschen: dass Störtebeker, weil er so ein tapferer und starker Mann war, alle anderen retten konnte. Das ist ja auch eine schöne Geschichte. Auch anderen Piraten sind Legenden in ähnlicher Form angedichtet worden, etwa dem berühmten Blackbeard, der mit abgeschlagenem Kopf sogar noch um ein Schiff herumgeschwommen sein soll.*

Über körperliche Reaktionen von Geköpften gibt es viele sagenhafte Beobachtungen: etwa von Soldaten, die mit abgeschossenem Kopf im Sturmangriff weiterliefen, von Hingerichteten, die sich aufrichteten, nachdem ihnen durch die Guillotine der Kopf abgeschlagen wurde. Wissenschaftlich gesicherte Beobachtungen gibt es hierzu nicht.

*Bei Störtebeker ist die Story vom Vorbeischreiten an der Reihe seiner Kameraden anscheinend am besten überliefert. Es zeigt sich der Wunsch, dass jemand Besonderes auch bis zu allerletzt noch etwas ganz Außergewöhnliches vollbringen soll. Aber das ist ganz gewiss eine erfundene Geschichte. Denn bei einer Durchtrennung des Rückenmarks eines Menschen, wie es bei einer Enthauptung vollständig geschieht, entsteht ein sogenannter spinaler Schock, und der Körper dieser Person fällt in sich zusammen. Ein koordiniertes Laufen ist ausgeschlossen. Auch ein Aufstehen ist dann unmöglich.*

*Der Vergleich, dass etwa Hühner nach dem Abschlagen des Kopfes noch herumfliegen können, greift hier nicht. Der Mensch ist halt kein Huhn. Und auch kein Frosch, dessen*

*Körper nach der Dekapitation noch einen Hüpfer macht. Er ist – glücklicherweise – in der Reihe der Säugetiere viel weiter entwickelt; sein Gehirn hat immer mehr steuernde Funktionen übernommen. Eine gerichtete Bewegung, die nur vom Rückenmark aus gesteuert wird, ist nicht möglich.*

Wie kommt eine solche Legende zustande? Ist die Störtebeker angedichtete Heldentat vollständig erfunden oder doch irgendwie möglich?

*Denkbar ist, dass die Geschichte darauf zurückzuführen ist, dass es zunächst nur eine unvollständige Enthauptung gab. Wie manche Beispiele zeigen, misslangen derartige Hinrichtungen immer wieder einmal.*

Die fachgerechte Dekapitation war eine Kunst, die der Henker zu erlernen hatte. Dabei musste das Richtschwert mit beiden Händen geführt werden, der Schlag selber erforderte eine erhebliche Körperkraft, genaues Augenmaß und spezielles Geschick, um den Kopf des Delinquenten im Bereich der Halswirbelsäule hindurch glatt vom Rumpf zu trennen. Der Hieb erfolgte mit ausholendem Schwung aus einer Körperdrehung des Scharfrichters heraus, sozusagen einer halben Pirouette, die präzises Zielen erschwerte.

*So könnte es sich auch bei der Hinrichtung dieses berühmten Freibeuters zugetragen haben. Möglicherweise hat der Henker seinen Hieb verkantet oder nicht richtig getroffen, weil der Verurteilte noch einmal gezuckt hat. Dadurch ist der Schwerthieb lediglich massiv in den Knochen der Halswirbelsäule eingedrungen oder hat vielleicht auch die Halsschlagader durchtrennt, nicht aber das Rückenmark. Dann hätte der Pirat noch laufen können, bis er verblutet. Denkbar sind etwa zehn bis zwanzig Schritte.*

*Zu allen Zeiten gab es bei Hinrichtungen parallel dazu wissenschaftliche Untersuchungen. So wurden auch Ent-*

hauptungen mit der Guillotine von Ärzten genau beobachtet, dokumentiert und ausgewertet. Protokolliert wurden lediglich kurze Zuckungen des Körpers sowie über wenige Sekunden Augenbewegungen und Grimassen der mimischen Muskulatur. Mehr geht nicht. Vorstellbar sind höchstens Reflexe aufgrund von elektrischen Verletzungspotenzialen und Schmerz.

Auch dass man mit einem abgetrennten Kopf noch gesprochen habe, wie es etwa in manchen Geschichten über Kaiserin Marie Antoinette nach deren Tod durch das Fallbeil im Jahr 1793 erzählt wird, ist nachweislich unmöglich. Es kann lediglich zu einer minimalen Reaktion kommen wie dem Öffnen und Schließen der Augen, weil die Gehirnzellen noch etwa zehn bis fünfzehn Sekunden nach dem Enthaupten funktionieren. Aber ein Gespräch mit dieser tragischen und faszinierenden Frau auch nach ihrem Tod? So reizvoll das sicherlich wäre: Es bleibt eine unrealistische Vorstellung. Genauso wie das meterweite koordinierte Laufen des kopflosen Klaus Störtebeker. Für den Menschen als höchste Entwicklungsstufe der Evolution gilt: Ohne Kopf geht nichts!

## Hinrichtungen im Mittelalter

Wie in jeder großen mittelalterlichen Stadt waren auch in Hamburg Hinrichtungen durchaus nichts Ungewöhnliches. Die Todesstrafe wurde vollzogen durch Verbrennen auf dem Scheiterhaufen, durch das Rad, wodurch dem Delinquenten schrittweise die Knochen gebrochen wurden, durch Sieden, durch Enthaupten oder durch Erhängen. Dabei war jedem todeswürdigen Verbrechen eine bestimmte Todesart gesetzlich zugeordnet, die Enthauptung galt dabei als „ehrenvolle" Hinrichtungsart. Hier ist vor allem die Hinrichtung von Seeräubern zu nennen, die in vielen norddeutschen Hansestädten offenbar gleich ablief. Das Aufnageln von Köpfen findet sich ganz konkret auch in der Rechtsprechung wieder, es sollte zur Abschreckung dienen. Mit der Todesstrafe mussten u. a. auch solche Täter rechnen, die Kaufleuten Waren gestohlen hatten.

Warum ausgerechnet Piraten die „ehrenvollste" Todesstrafe erhielten, verwundert zunächst. Die Enthauptung wurde jedoch hauptsächlich bei Taten vollstreckt, die „in offener Gewalt zur Ausübung gekommen waren", also etwa bei Raub und Totschlag. Hierzu zählten auch Taten, die sich als Ausbruch unbändiger roher Tatkraft darstellten – wie bei der Piraterie. Diese Männer wurden anders angesehen als beispielsweise im Dunkeln schleichende Diebe. Deshalb stand auf Diebstahl die schimpflichste Todesart: das Erhängen.

Der Scharfrichter war niemals ein beliebter oder auch nur geachteter Mensch. Man brauchte ihn wegen seiner technischen Kenntnisse und Fertigkeiten sowie der Bereitschaft, für Lohn zu töten, wollte aber nichts mit seinem Handwerk und ihm persönlich zu tun haben. Die Enthauptung war eine Kunst, die man erlernen musste.

Um mit dem schweren, horizontal oder schräg von oben geführten Richtschwert angemessen ausholen zu können, war eine extreme Dehnung des Oberkörpers notwendig. Geübt wurde teils an Modellen, teils durch das Köpfen von Tieren.

War der Henker geschickt und gelang es ihm, sein Opfer mit einem einzigen Streich zu enthaupten, war er sich des lauten Beifalls der Menge sicher. Hinrichtungen waren aufregende Schaustellungen, die nicht selten große Teile der Bevölkerung anzogen, Patrizier ebenso wie das einfache Volk, Frauen wie Geistliche, Alte wie Junge. Nach den überlieferten Zahlen fanden in Hamburg im Zeitraum von 1390 bis 1600 mindestens 581 Hinrichtungen statt. Von diesen nimmt die Exekution von Seeräubern mit wenigstens 428 Fällen deutlich den größten Teil ein.

## Anthropologie und Radiokarbondatierung

Am menschlichen Schädel lassen sich Hinweise auf das Geschlecht und das Alter eines Individuums feststellen. Kräftige Muskelansatzstellen, ausgeprägte Knochenwülste oberhalb der Augen und ein kantiges Kinn sind männliche Merkmale, wobei sich erst aus der Gesamtschau, vor allem zusammen mit dem Becken, eine sicher verwertbare Aussage treffen lässt. Bei der Altersbestimmung am Schädel stützt man sich besonders auf die Entwicklung und den Abnutzungsgrad der Zähne und den Verknöcherungszustand der Schädelnähte. Hier gilt es zu bedenken, dass auch andere äußere Einflüsse Veränderungen an den Zähnen hervorrufen können, beispielsweise die Ernährung, Entwicklungsstörungen oder Krankheiten. Eine genauere Eingrenzung des Alters kann über die zusätzliche Beurteilung weiterer Merkmale am Skelett mittels Röntgen/Computertomografie und mikroskopischer Untersuchungen getroffen werden.

Wie viel Zeit seit dem Tod eines Lebewesens vergangen ist, kann mit der Radiokarbondatierung eingegrenzt werden. Sie ist eine der bekanntesten Methoden naturwissenschaftlicher Datierung, mit der sich bis zu 70 000 Jahre altes organisches Material, von Holzkohle, Muscheln und Textilien bis hin zu Knochen, datieren lässt. Entwickelt wurde die Radiokarbondatierung im Jahr 1949 von Willard Frank Libby, der dafür mit dem Nobelpreis für Chemie ausgezeichnet wurde. Kohlenstoff kommt in zwei Varianten als sogenannte Isotope in der Natur vor, von denen eins, das C14, radioaktiv ist und nach einiger Zeit zerfällt. Libby hatte beobachtet, dass kosmische Strahlen bei ihrem Einfall in die obere Erdatmosphäre Neutronen erzeugen, die dieses Isotop C14 bilden.

Zusammen mit dem nicht radioaktiven, gewöhnlichen Kohlenstoff C12 gelangt C14 durch Photosynthese in den Stoffwechsel von Pflanzen und damit auch in die Nahrungskette tierischer oder menschlicher Organismen. Nach dem Absterben dieses Organismus wird kein neues C14 mehr aufgenommen, sondern das vorhandene zerfällt wieder in den nicht radioaktiven Kohlenstoff C12. Dies geschieht mit einer Halbwertszeit von 5730 Jahren. Man kann nun zum Beispiel messen, wie viele C14-Isotope innerhalb einer bestimmten Zeit zerfallen, und dadurch errechnen, wie alt der Organismus ist. Das Alter ergibt sich aus dem in der Probe gemessenen Verhältnis von C14 zu C12 im Vergleich zu dem Verhältnis seiner Isotopen in der Atmosphäre.

# Danksagung

*„Es sind die Lebenden, die den Toten die Augen schließen.*
*Es sind die Toten, die den Lebenden die Augen öffnen. "*

Dieses Sprichwort könnte der Leitsatz für unser Buch
sein. Den Lebenden die Augen öffnen, ihren Blick
schärfen für die Opfer, für die Benachteiligten, für die-
jenigen, die keine Stimme (mehr) haben: Das ist es, was
wir mit unserem Krimi-Sachbuch erreichen wollen.

Auf dem Weg dorthin haben uns viele Menschen begleitet, unterstützt und inspiriert. Wir danken unseren
Verlegern Marita Ellert-Richter und Gerhard Richter sowie unserem Lektor Werner Irro. Unser Dank richtet sich
auch an die Kollegen vom „Hamburger Abendblatt". Darin wird stets ausführlich über die aufsehenerregenden
und für die Leser durchaus spannenden, interessanten
Fälle der Rechtsmedizin, die Taten, die Opfer, die Täter
und die Hintergründe des Geschehens berichtet, und später über die juristische Aufarbeitung und die Gerichtsur-
teile.

Immer wieder ist zu betonen, dass hinter der Aufarbeitung und Aufklärung derartiger Fälle nicht ein ein-

zelnes Superhirn, sondern stets das ganze Team des Instituts für Rechtsmedizin steht. Dazu gehören die Experten aus verschiedenen Spezialgebieten (neben den Rechtsmedizinern z. B. die Toxikologen, DNA-Spezialisten, Anthropologen, Biologen), insbesondere auch die diversen Assistenzberufe (z. B. Präparatoren, medizinisch-technische Assistenten), weiterhin an einem Universitätsinstitut auch die vielen medizinischen und naturwissenschaftlichen Fachkollegen, Doktoranden und Studenten und schließlich die mit uns kooperierenden Kriminalisten und Juristen. Einige dieser Personen sind in dem Buch mit ihren speziellen Einsatzbereichen zu Wort gekommen. Von den vielen anderen seien hier nur einige erwähnt, die die Autoren besonders inspiriert haben: Werner „Krimi" Janssen, der das Hamburger Institut für Rechtsmedizin bis 1991 geleitet hat, Manfred Kleiber (Halle), Bernd Brinkmann (jetzt in Münster), Michael Tsokos (von Hamburg an die Charité nach Berlin berufen), Achim Schmoldt, Ute Lockemann, Hilke Andresen-Streichert, Stefanie Iwersen-Bergmann, Christa Augustin, Eilin Jopp-van Well, Holger Lach und andere.

Übrigens: Dieses Team untersucht in jedem Jahr mehrere tausend Tote, Verletzte und Vergiftete. Darunter befinden sich immer wieder einzigartige Fälle – merke: Es gibt nichts, was es nicht gibt. Die Faszination der Rechtsmedizin ist unendlich.

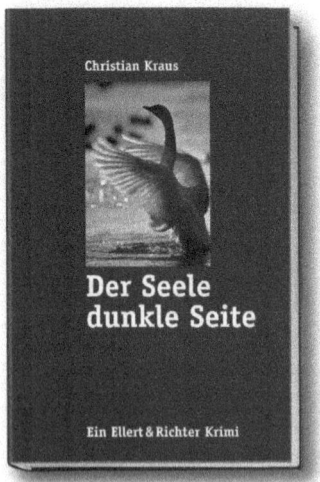

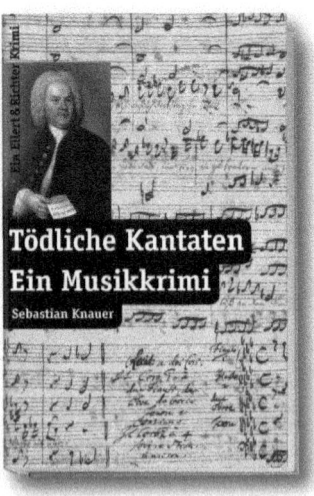

Christian Kraus
**Der Seele dunkle Seite**

192 Seiten
ISBN 978-3-8319-0387-0

Ein sadistischer Serienmörder hält
Hamburg in Atem. Systematisch zieht
er eine blutige Spur durch die Hansestadt, gejagt von der Polizei und alten
Feinden, die verhindern wollen, dass
sein dunkles Geheimnis ans Licht
kommt. Als der Gerichtspsychiater
Jan Decker bemerkt, dass sein neue-
ster Gutachtenauftrag auch ihn ins
Visier des Killers getrieben hat, steckt
er bereits mitten in einem unheilvol-
len Strudel aus Enttäuschung, Hass
und Gewalt.
Ein packender und psychologisch
ausgefeilter Thriller über die fließen-
den Grenzen zwischen „Gut" und
„Böse".

Sebastian Knauer
**Tödliche Kantaten**
**Ein Musikrimi**

192 Seiten
ISBN 978-3-8319-0429-7

Ein geheimnisvoller Fund unter J. S.
Bachs Grabplatte in der Thomaskir-
che in Leipzig bringt den Hamburger
Detektiv Pit Koch auf die Spur ver-
schollener Originalwerke des Barock-
Komponisten. Sie führt nach Leipzig,
London, Los Angeles – und ins Ham-
burg des frühen 18. Jahrhunderts, wo
sich das Orgelgenie aus Thüringen so
auffällig oft blicken ließ … Korrupte
Kunsthändler, manische Sammler,
Musiker in Lebensgefahr: Am
Schluss stehen die Buchstaben
B.A.C.H. und geben ein neues Rätsel
auf.

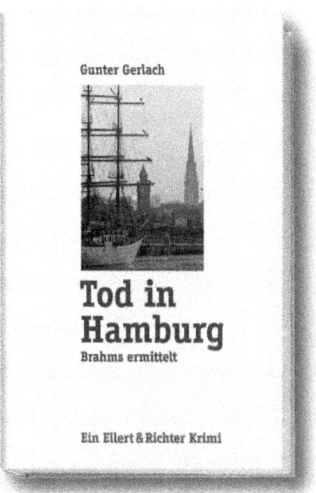

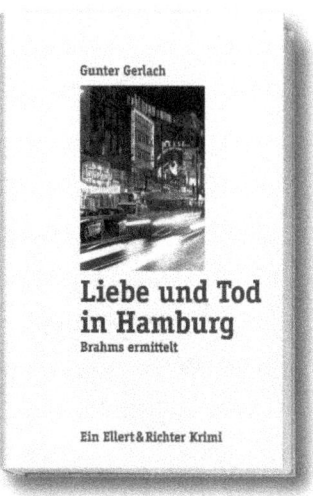

Gunter Gerlach

**Tod in Hamburg**

192 Seiten

ISBN 978-3-8319-0299-6

Lutz Brahms, Gitarrist und privater
Ermittler, findet die Leiche seines
Bandkollegen Robert Manley. Schnell
wird klar: Robert Manley hatte viele
Feinde. Doch wer war sein letzter
Gast? Brahms nimmt die Ermittlungen auf und lässt sich von seiner
Spürnase kreuz und quer durch Hamburg führen. Von den grünen Vier-
landen bis zum noblen Blankenese,
von der szenigen Schanze bis zum
schicken Eppendorf – Gunter Gerlach
fängt die Atmosphäre und den
Charme der Hansestadt exakt ein und
lässt seinen Helden und Hundeken-
ner an allen Ecken schnüffeln.

Gunter Gerlach

**Liebe und Tod in Hamburg**

192 Seiten

ISBN 978-3-8319-1004-5

Bevor Ralf Winter, Besitzer eines
dubiosen Erotik-Shops, mit dem
Neubau eines Hotels in bester Lage
beginnen kann, wird er ermordet.
Winters Bruder engagiert Brahms,
um den Mörder zu finden, und
zwar vor der Polizei. Brahms' neuer
Fall führt ihn mitten hinein ins
feine Hamburg der Kaufleute und
Immobilienmakler – und ins Rot-
licht-Milieu auf St. Pauli. Als er
selbst schon für den Mörder gehalten wird, wirft sich ihm eine wild-
fremde Frau in einer Bar an den
Hals. Wer ist die schöne Fremde, die
ihn ganz offensichtlich zur eigenen
Tarnung benutzt? Brahms, der gern
seine Nase in alles steckt, hat nun
zwei Fälle zu klären.

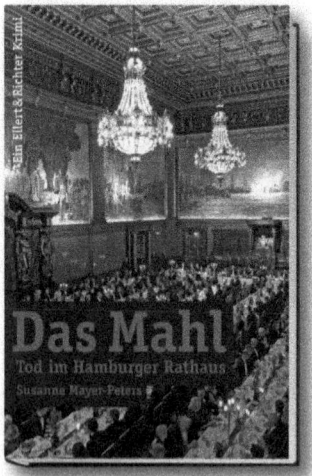

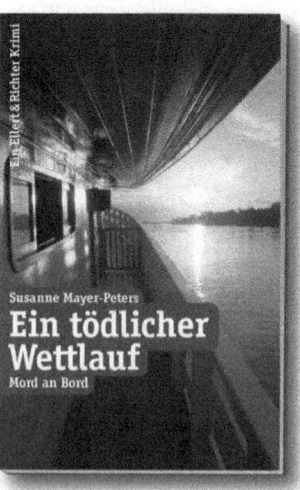

Susanne Mayer-Peters
**Das Mahl**

256 Seiten
ISBN 978-3-8319-0478-5

Ausgerechnet beim traditionellen
Matthiae-Mahl im Hamburger Rat-
haus gibt es einen Toten, einen wohl-
habenden Hamburger Reeder. Tisch-
nachbar des Toten ist Bernd
Bernstein, Mitarbeiter eines großen
Verlags, seit Kurzem wieder solo und
quasi schon mit einem Bein im Ur-
laub auf Sylt. Ihn verdächtigt man,
mit dem Tod des Reeders in Verbindung zu stehen, Beweisstücke werden
ihm untergeschoben. Wie im Krimi?
Oder doch wie im richtigen Leben?
Bernstein kommt nach und nach den
Zusammenhängen auf die Spur und
findet unter all den Frauen, die ihm
dabei begegnen, vielleicht
sogar die eine …

Susanne Mayer-Peters
**Ein tödlicher Wettlauf**

272 Seiten
ISBN 978-3-8319-0571-3

Nein, diese Reise wollte Bernstein
nicht, auch nicht geschenkt. Doch er
lässt sich überreden, fliegt auf Einla-
dung seiner Tante von Hamburg nach
San Francisco und geht an Bord eines
Kreuzfahrtschiffes. Neuseeland, Au-
stralien, er beginnt, die Reise zu ge-
nießen. Aber dann erschrecken ihn
ungewöhnliche Ereignisse. Ein Passa-
gier wird handgreiflich, eine reiche
Amerikanerin wird ermordet, Bern-
steins Tante in Wien ist nicht mehr zu
erreichen.
Unversehens wird aus der Weltreise
eine unheimliche Bedrohung. Und
Bernstein muss erfahren, dass ihm
seine Tante keineswegs die ganze
Wahrheit gesagt hat.

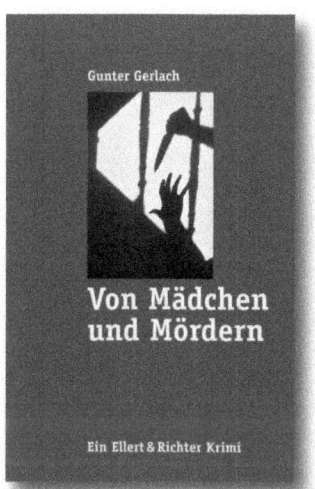

Gunter Gerlach
**Von Mädchen und Mördern**

192 Seiten
ISBN 978-3-8319-0390-0

Ein Mann will eine Frau vom Selbstmord abhalten und gerät dabei selbst
in Not. Ein Mädchen verwandelt ihren Liebhaber immer wieder aufs
Neue, aber er bemerkt es gar nicht.
Drei Bankräuber haben an alles gedacht, nur nicht daran, dass sie im
Halteverbot stehen.

Immer wieder setzen sich seine Kurz-
krimis mit der wunderbaren Welt des
Scheiterns auseinander – voller Witz
und Überraschungen. Die besten und
preisgekrönten Gute-Nacht- und Gu-
ten-Tag-Geschichten von Gunter
Gerlach.

Bildnachweis
Titelfoto: © fotolia
Autorenfoto Prof. Dr. Klaus Püschel:
Hamburger Abendblatt (Marcelo
Hernandez), Hamburg
Autorenfoto Bettina Mittelacher:
© Frankenfeld
Marc Steinmetz, Hamburg: S. 19
Peter Wüst, Großhansdorf: S. 31
Picture Press (Sebastian Knauer),
Hamburg: S. 75
ullstein bild (Röhrbein), Berlin:
S. 215
Archiv Museum für Hamburgische
Geschichte, Hamburg: S. 231, 237

# Impressum

Bibliografische Information der Deutschen Nationalbibliothek
Die Deutsche Nationalbibliothek verzeichnet diese Publikation in der
Deutschen Nationalbibliografie; detaillierte bibliografische Daten sind
im Internet über <http://dnb.d-nb.de> abrufbar.

ISBN 978-3-8319-0660-4
© Ellert & Richter Verlag GmbH, Hamburg 2016

In Kooperation mit dem Hamburger Abendblatt

Text: Prof. Dr. Klaus Püschel, Bettina Mittelacher, Hamburg
Lektorat: Werner Irro, Hamburg
Gestaltung: BrücknerAping Büro für Gestaltung GbR, Bremen
Gesamtherstellung: CPI books GmbH, Leck

www.ellert-richter.de
www.facebook.com/EllertRichterVerlag